フローチャート
皮膚科
漢方薬

いつもの治療にプラスするだけ

著 | **新見正則** | **チータム倫代**
帝京大学 医学部 外科 准教授 | 祖師谷みちクリニック 院長

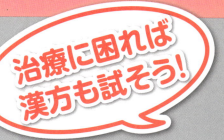

治療に困れば漢方も試そう！

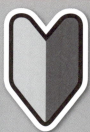

株式会社 新興医学出版社

Flow Chart for Prescription of Kampo Medicine for Clinical Dermatology

Masanori Niimi, MD, DPhil, FASC,
Michiyo Cheetham, MD

© First edition, 2018 published by
SHINKOH IGAKU SHUPPAN CO. LTD., TOKYO.
Printed & bound in Japan

推薦の言葉

 皮膚科臨床に朗報です．このたび，モダン・カンポウの立場からの，皮膚科向け漢方薬処方解説書がいよいよ出版となりました．皮膚科の患者さんに漢方薬はとってもおすすめです．なかなかよくならないアトピーなどに漢方薬の体質改善作用が役に立つこともあります．漢方薬は食べ物の延長で，大きな副作用もなく，うまくゆけば，ステロイドなどの西洋薬をへらすことも可能です．皮膚は内臓の病気の現れとも云われ，漢方薬を飲んでからだを中から良くすることで皮膚の病気が改善することが多いのです．もともと専門の医師が，それぞれの専門知識を駆使して治療するのが現在の医療のありかたですが，これに漢方治療が加味されれば，さらにすぐれた治療成績が期待されます．とくに皮膚科の病気は，治療のむずかしいものが多いので，西洋医学を最優先として，足らないところを漢方薬で補完して，皮膚の悩みに対応してゆくのがベストです．

 本書では，漢方薬の専門家の新見正則先生に加えて，チータム倫代先生が皮膚科の立場で西洋医学を優先すべきか，漢方が役立つか，実際の診療経験に基づいて指南しているのが素晴らしいです．高度医療の傍らで歴史ある漢方薬もぜひお役立てください．

2018年4月

　　　　　　日本東洋医学会元会長名誉会員　松田邦夫

はじめに

　フローチャートシリーズの構想が浮かんでから 10 年を経過しました．古典も読まず，漢方診療も不要で，現代西洋医学的治療だけでは困っている患者さんに，気軽に保険適用漢方エキス剤で対応しようという本を書き下ろしました．長く漢方を教えて頂いている松田邦夫先生のお導きのお陰です．

　幸い，フローチャートシリーズは大きな修正点もなく，多くの方に読み継がれています．そんなフローチャートシリーズにもっと西洋医の専門家の意見を取り入れて，各分野から執筆しようという段階になりました．僕が一人で対応できるところは多くはありません．そこでその道のプロであり，かつフローチャートシリーズに共感を持って頂ける先生のお力を借りることにしたのです．この本は鹿児島大学出身で，バイオリニストであり，社交ダンスのダンサーであるチータム倫代先生と一緒にフローチャートをまとめました．

　フローチャート漢方薬では，西洋医学的な立ち位置も存分に散りばめてあります．目の前の患者さんに，保険で使える漢方薬を使って治せれば，それでいいのです．漢方よりも西洋薬が優れているときには，その旨をしっかり記載するようにしてあります．漢方は気楽に試して，そしてなんとなくよければ気長に継続してみましょう．漢方に興味があり，皮膚疾患を扱っている先生方のお役に立てば嬉しい限りです．

　ぜひ好きなページから気楽に読み始めて下さい．

2018 年 4 月

新見正則

目　次

モダン・カンポウの基本

西洋医のためのモダン・カンポウ ……………………… 10
漢方薬の副作用 ……………………………………………… 11
皮膚科漢方薬早見表 ………………………………………… 16
皮膚疾患を漢方でみるときの心得 ………………………… 18

皮膚科の基本
　こじれたとき ……………………………………………… 19
　体質改善 …………………………………………………… 21
　かゆみ ……………………………………………………… 22

新見正則ファーストチョイス
　蕁麻疹 ……………………………………………………… 24
　ニキビ ……………………………………………………… 26
　手荒れ ……………………………………………………… 29
　皮膚の乾燥 ………………………………………………… 31
　ジクジクした湿疹やアトピー …………………………… 33
　ぬり薬 ……………………………………………………… 35
　処方に困ったら …………………………………………… 36
　頭の湿疹 …………………………………………………… 39
　陰部の湿疹 ………………………………………………… 41
　掌蹠膿疱症 ………………………………………………… 42

皮膚科の基本あれこれ

他科の先生方へ，皮膚科医からのメッセージ ………… 46

フローチャート皮膚科漢方薬

日常的な疾患・症状

汗疹（あせも） ……………………………………… 57
熱傷（やけど） ……………………………………… 58
日光皮膚炎（日焼け） ……………………………… 61
尋常性疣贅（いぼ）・伝染性軟属腫（みずいぼ） …… 62
尋常性痤瘡（ニキビ）：1 ………………………… 64
尋常性痤瘡（ニキビ）：2 ………………………… 66
尋常性痤瘡（ニキビ）：3 ………………………… 68
爪囲炎・陥入爪 ……………………………………… 70
虫刺されによる皮膚炎 ……………………………… 72
接触皮膚炎 …………………………………………… 74
手湿疹 ………………………………………………… 76
ほてりを伴う手湿疹 ………………………………… 78
足白癬・その他の白癬症・カンジダ症 …………… 80
老人性乾皮症・皮脂欠乏性皮膚炎 ………………… 82
脂漏性角化症（老人性いぼ） ……………………… 84

よくある疾患・症状

おむつ皮膚炎 ………………………………………… 86
水痘（みずぼうそう） ……………………………… 89
伝染性膿痂疹（とびひ） …………………………… 90
溶連菌感染症 ………………………………………… 92
口唇炎・口角炎 ……………………………………… 94
凍傷（しもやけ） …………………………………… 96
顔のほてり …………………………………………… 98
ジベルばら色粃糠疹 ………………………………… 100

帯状疱疹・帯状疱疹後神経痛	102
脂漏性皮膚炎	104
癜風・マラセチア毛包炎	106
単純疱疹（ヘルペス）	109
下肢静脈瘤の症状	110
肝斑	112
粉瘤	115

難治なよくある疾患・症状

子どものアトピー性皮膚炎	116
アトピー性皮膚炎：1	118
アトピー性皮膚炎：2	120
蕁麻疹	122
多汗症	124
毛孔性苔癬	126

難治な疾患・症状

寒冷蕁麻疹	128
痒疹	130
うっ滞性皮膚炎	132
酒さ・酒さ様皮膚炎：1	134
酒さ・酒さ様皮膚炎：2	136
膿皮症	138
リンパ浮腫（むくみ）	140
掌蹠膿疱症	142
乾癬	144
白斑症	146
天疱瘡・類天疱瘡	149

その他

薬疹 ……………………………………………… 151
円形脱毛症：1 …………………………………… 152
円形脱毛症：2 …………………………………… 154
多形滲出性紅斑 ………………………………… 156
手足のほてり …………………………………… 158
陰部のかゆみ …………………………………… 160

 参考文献 ………………………………………… 164
 索引 ……………………………………………… 167

※本書で記載されているエキス製剤の番号は株式会社ツムラの製品番号に準じています．番号や用法・用量は，販売会社により異なる場合がございますので，必ずご確認ください．

※本書は基本的に保険適用の漢方薬を記載しています．

※本書は使いやすさを最優先とし，一般的に使用されている商品名で記載いたしました．

※フローチャートに記載した星の数は，お勧め度を表しています．

※厚生労働省は外用薬を内服薬と注射薬を除いたものとしていますが，本書ではぬり薬を想定しています．

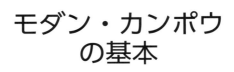

モダン・カンポウ
の基本

新見正則

西洋医のためのモダン・カンポウ

　漢方薬が西洋医学の補完医療として効果を発揮するためには，西洋医が漢方を使用することが必要です．腹部や脈，舌などの漢方の古典的診察によるヒントを用いなくても，役に立てば漢方薬を使用すればよいのです．そして漢方薬は保険適用されています．

　疑う前にまず使ってみましょう．そんな立ち位置がモダン・カンポウです．漢方薬は食事の延長と思って使用して構いません．しかし，確かに漢方には薬効があります．つまりまれに副作用も生じます．なにかあれば中止しましょう．それだけの注意を払って，患者さんに使用してください．

西洋医学の補完医療の漢方（モダン・カンポウ）

- 西洋医が処方する
- エキス剤しか使用しない
- 西洋医学で治らないものがメインターゲット
- 効かない時は順次処方を変更すればよい
- 現代医学的な視点からの理解を
- 古典を最初から読む必要はない
- 漢方診療（腹診や舌診）はしたほうがよいが必須ではない
- 明日からでも処方可能

大塚敬節先生は上記のような処方方法を「漢方薬治療」と呼んでいました．　　　　　　　　（「大塚敬節著作集」より）

漢方薬の副作用

なにか起これば中止ですよ.

保険適用漢方エキス剤を1包内服しただけで死亡した事例はありません．高齢者には無関係ですが，保険適用漢方エキス剤で流産・早産した報告も皆無です．漢方薬はOTCでも売られており，医師の処方箋がなくても薬剤師の先生の判断で投与できる薬剤です．つまり一番安全な部類の薬剤なのです．しかし，薬効がある以上，まれに副作用も出現します．そんな副作用は徐々に，ボツボツ起こるので，「なにか起これば中止ですよ」といい添えればまったく心配ありません．

しかし，認知機能の低下した高齢者では要注意です．「なにか起これば中止ですよ」の意味がわからないことがあるからです．そんな時は，2週間に一度の診察を行うことで安全に処方できると考えています．

麻黄剤

麻黄からエフェドリンが長井長義博士により単離されました．麻黄を含む漢方薬を漫然と長期投与すると血圧が上昇することがあります．注意して使用しましょう．一般外来では麻黄剤を長期投与する時は血圧計を購入してもらって，そして血圧が上がるようなら再受診や電話相談をするように指示します．それを嫌がる患者さんでは2週間毎の受診を勧めれば問題ありません．

「麻」の字がある漢方薬，麻黄湯㉗，麻杏甘石湯(55)，麻杏薏甘湯(78)，麻黄附子細辛湯(127)，に麻黄が含まれていることは簡単に理解できます．問題は「麻」の字が含まれないが麻黄

を含む漢方薬です．葛根湯❶，葛根湯加川芎辛夷❷，小青竜湯❶⓽，越婢加朮湯❷⓼，薏苡仁湯❺❷，防風通聖散❻❷，五積散❻❸，神秘湯❽❺，五虎湯❾❺などです．ちなみに升麻葛根湯⓵⓪⓵の「麻」は升麻，麻子仁丸⓵②⓺の「麻」は麻子仁のことで麻黄とは無関係です．

甘草含有漢方薬に注意

甘草はグリチルリチンを含みます．長期投与すると偽アルドステロン症を発症することがあります．血圧が上昇し，血清カリウムが下がり，そして下肢がむくみます．甘草が1日量で2.5gを超えると薬剤師の先生から，甘草の量を把握したうえで処方しているかの確認の電話をもらうことがあります．

しかし，他院で芍薬甘草湯❻❽を1日3回数年間処方されてもまったくなんでもない患者さんが何人もいました．芍薬甘草湯❻❽は構成生薬が2種類で漫然と投与すると耐性を生じ，また偽アルドステロン症の危険もあります．漢方を理解して処方していれば起こらないことですが，現実的に残念ながら起こっていることです．甘草含有量が多い漢方薬は**表1**のとおりです．

表1　甘草2.5g以上含む漢方薬

6g	芍薬甘草湯❻❽
5g	甘麦大棗湯❼❷
3g	小青竜湯❶⓽，人参湯❸❷，五淋散❺❻，炙甘草湯❻❹，芎帰膠艾湯❼❼，桂枝人参湯❽❷，黄連湯⓵②⓪，排膿散及湯⓵②②，桔梗湯⓵❸❽
2.5g	半夏瀉心湯⓵❹

一方で甘草は128内服薬中94処方に含まれています．すると漢方薬の併用で甘草は重複投与となり，甘草の量が2.5 gを超えることは多々あります（表2）．注意すればまったく問題ないことですが，漫然とした長期投与は要注意です．

表2　エキス剤を複数処方する時は甘草の量に注意

処方①（甘草 g）	処方②（甘草 g）	①+②の甘草量（g）
芍薬甘草湯 ❻❽（6）	柴胡桂枝湯 ❿（2）	8
芍薬甘草湯 ❻❽（6）	疎経活血湯 ❺❸（1）	7
小青竜湯 ❶❾（3）	小柴胡湯 ❾（2）	5
苓甘姜味辛夏仁湯 ⓫⑨（2）	小青竜湯 ❶❾（3）	5
麦門冬湯 ❷❾（2）	小柴胡湯 ❾（2）	4
白虎加人参湯 ❸❹（2）	小柴胡湯 ❾（2）	4
麻杏甘石湯 ❺❺（2）	小柴胡湯 ❾（2）	4
苓甘姜味辛夏仁湯 ⓫⑨（2）	小柴胡湯 ❾（2）	4
葛根湯 ❶（2）	桂枝加朮附湯 ❶❽（2）	4
越婢加朮湯 ❷❽（2）	防已黄耆湯 ❷⓪（1.5）	3.5
疎経活血湯 ❺❸（1）	当帰四逆加呉茱萸生姜湯 ❸❽（2）	3

※生薬が重なる時は，エキス剤では処方①＋②の合計，煎じ薬では多いほうのみを処方します

利尿剤を内服しているとカリウムが4以下となり不整脈を気遣う医師では，甘草含有漢方薬の投与を躊躇することがあります．そんな時は甘草を含まない漢方薬を知っていることが大切です．甘草を含まない漢方薬でも結構対応可能です．

煎じ薬では去甘草（甘草を除く）とすればよいのですが，

構成生薬が固定されている漢方エキス剤では生薬を抜くことはできません．甘草を投与したくない時，そして漢方を与えたい時は表3のなかから甘草を含まない漢方薬を選ぶことになります．

表3 甘草を含まない処方

麻黄剤	麻黄附子細辛湯127
瀉心湯	黄連解毒湯15，温清飲57，三黄瀉心湯113
柴胡剤	大柴胡湯8，柴胡加竜骨牡蛎湯12
参耆剤	半夏白朮天麻湯37
腎虚に	八味地黄丸7，六味丸87，牛車腎気丸107
血虚に	七物降下湯46，四物湯71
駆瘀血剤	当帰芍薬散23，桂枝茯苓丸25，大黄牡丹皮湯33
水毒に	五苓散17，小半夏加茯苓湯21，猪苓湯40
附子剤	真武湯30
建中湯	大建中湯100
下　剤	麻子仁丸126，大承気湯133
その他	半夏厚朴湯16，呉茱萸湯31，木防已湯36，茯苓飲69，辛夷清肺湯104，猪苓湯合四物湯112，茯苓飲合半夏厚朴湯116，茵蔯五苓散117，三物黄芩湯121，桂枝茯苓丸加薏苡仁125，茵蔯蒿湯135

小柴胡湯❾（添付文書の禁忌事項）

① インターフェロン製剤を投与中の患者
② 肝硬変，肝癌の患者
③ 慢性肝炎における肝機能障害で血小板数が 10 万/mm^3 以下の患者

保険適用漢方エキス剤で唯一の禁忌項目は小柴胡湯❾にあります．

高齢者では原発性肝癌や転移性肝癌に罹患している人も少なくありませんので，注意が必要です．

なお，この禁忌事項は小柴胡湯❾にのみ適応され，不思議なことに小柴胡湯❾含有漢方薬である柴胡桂枝湯❿，柴陥湯❼³，柴朴湯❾⁶，小柴胡湯加桔梗石膏❿⁹，柴苓湯⓬⓭には禁忌の記載はありません．

腸間膜静脈硬化症

最近注目されている山梔子による副作用です．山梔子含有漢方薬を 5 年以上内服している時には特に注意が必要といわれています（表4）．下痢，腹痛，便秘，腹部膨満，嘔気，嘔吐などが繰り返し現れた場合や便潜血が陽性となった時は念のため，大腸内視鏡検査を行いましょう．僕はまったく気にせず使っていますが，こんな副作用があると知っておくことは大切です．

表4　山梔子を含む漢方薬

黄連解毒湯⓯，加味逍遙散㉔，荊芥連翹湯㊿，五淋散㊽，
温清飲㊼，清上防風湯㊽，防風通聖散㊻，竜胆瀉肝湯㊆，
柴胡清肝湯㊇，清肺湯⑨⓪，辛夷清肺湯⓱⓪❹，茵蔯蒿湯⓭❺，
加味帰脾湯⓭❼　など

皮膚科漢方薬早見表

特に皮膚疾患向け

- 瀉心湯類（黄連＋黄芩が入っている） → かゆみ
- 四物湯類（地黄＋当帰＋芍薬＋川芎が入っている） → しっとり感
- 大黄剤（大黄（＋芒硝）が入っている） → 便秘
- 柴胡剤（柴胡が入っている） → こじれたら
- 駆瘀血剤（桃仁, 牡丹皮, 紅花, 大黄, 当帰が2つ以上入っている） → ニキビ
- 温性駆瘀血剤（当帰があり, 地黄がない） → ニキビ
- 麻黄剤（麻黄が入っている） → 痛み止め
- 附子剤（附子が入っている） → 痛み止め
- 参耆剤（人参＋黄耆が入っている） → 体質改善
- 建中湯類（膠飴が入っている） → 体質改善
- 利水剤（茯苓, 朮, 沢瀉, 猪苓, 半夏, 防已が2つ以上入っている） → むくみ・水いぼ
- 六味丸類（地黄＋山茱萸＋牡丹皮が入っている） → 高齢者向け
- 四君子湯類（人参＋茯苓＋蒼朮＋甘草が入っている） → ストレス
- 気剤（蘇葉, 香附子, 厚朴が入っている） → ストレス
- 桂枝湯類（桂皮＋芍薬＋甘草＋大棗＋生姜が入っている） → 体調を整える

- 黄連解毒湯❶⑤, 温清飲❺❼
- 四物湯❼❶, 温清飲❺❼
- 桃核承気湯❻❶, 調胃承気湯❼❹
- 十味敗毒湯❻, 小柴胡湯❾
- 桂枝茯苓丸❷❺, 桃核承気湯❻❶
- 当帰芍薬散❷❸, 当帰建中湯❶❷❸
- 麻黄湯❷❼, 麻黄附子細辛湯❶❷❼
- 真武湯❸⓪, 桂枝加朮附湯❶❽, 麻黄附子細辛湯❶❷❼
- 補中益気湯❹❶, 十全大補湯❹❽, 人参養栄湯❶⓪❽
- 小建中湯❾❾, 黄耆建中湯❾❽
- 五苓散❶❼, 真武湯❸⓪
- 八味地黄丸❼, 牛車腎気丸❶⓪❼
- 六君子湯❹❸, 十全大補湯❹❽
- 香蘇散❼⓪, 柴朴湯❾❻
- 桂枝湯❹❺, 桂枝加朮附湯❶❽

皮膚科疾患を
漢方でみるときの心得

　皮膚科疾患で困っている患者さんがみえると，まず経過を伺います．そして西洋医学的診断や治療がなされているか，治らなくて複数の皮膚科を受診しているかを確認します．西洋医的立ち位置の医師が複数診て，それでも治らない時は漢方の出番があると思っています．そして患者さんがこれまでかかってきた相談しやすい皮膚科の先生とは良い関係を維持していくように伝えます．漢方は補完医療です．漢方だけで西洋医学で治らない疾患を治そうという野望は持っていませんし，それは多くの場合，患者さんにとって不幸だと思っています．皮膚科からは外用薬を継続して処方してもらって，そして僕が内服漢方薬を開始するというパターンが一番多いのです．まれに，いつも同じ薬しか投与されないし，十分に使用法がわかっているから，それも含めて処方してくれと頼まれることもあります．そんな時は，僕も西洋医ですので，外用薬の処方をすることもあります．しかし，あくまでも西洋医学優先での応援団という立場が大切と思っています．

　患者さんは困って，本当に困って来院されるので，相当まずい漢方薬，黄連解毒湯❶や荊芥連翹湯❺も多くの方が問題なく，飲んでくれます．この章では，皮膚科の専門医ではない僕の診療をフローチャートでご紹介しています．

皮膚科の基本（こじれたとき）

★★★★★

> ともかく経過の長い
> 皮膚疾患には

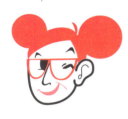

十味敗毒湯 ❻

桔梗，柴胡，川芎，茯苓，樸樕，独活，防風，甘草，荊芥，生姜の 10 種類の生薬からなる漢方薬．

▶ ひとこと MEMO

　急性期を過ぎた疾患，経過の長い疾患には柴胡を含む漢方薬（柴胡剤）を使用することが定石の 1 つです．皮膚科向けの柴胡剤で多くの場合ファーストチョイスになるのがこの十味敗毒湯❻です．4 週間投与して，少しでも良くなる傾向があれば続行です．4 週間は適切な漢方を選ぶ目安と思って下さい．煎じ薬ではオートマチックに連翹を加えています．

コラム　漢方の魅力

　漢方の魅力は西洋医学とは立ち位置が異なることです．最初はこれに相当の違和感があります．しかし，その概要が，そして詳細がわかるにつれて，その違和感は魅力に変わっていきます．西洋医学で治らない訴えや，症状，悩みを保険適用漢方エキス剤で解決することがモダン・カンポウの基本的立ち位置です．今の医学での限界に立ち向かうからこそ，いままでとは違った戦略が必要なのです．漢方薬は，病名などがない時代の相関の知恵です．最初は現代医学的病名がない時代の知恵なんて，抵抗があります．しかし相関で解決できる可能性があるということは，現代医学的病名治療では治らない時には威力を発揮します．その時に相関の知恵を精一杯の理屈にのせるために，いろいろな仮想病理概念が登場します．すべて無視してもいいですし，自分が理解しやすいもの，自分の処方選択に役に立つものは利用すればいいのです．そこに整合性があるのかとか，本当にそうなのかと詰問しても，所詮仮想病理概念ですから事実を積み上げる形での証明はできません．相関を説明する方法と割り切って接することが大切です．体質改善のように働く漢方薬も多数あります．慢性の皮膚科疾患では体質の改善で相当症状や訴えが軽快すると感じています．日常生活の指導，食事の指導などに加えて漢方薬を使用すれば，それでいいのです．相関の知恵を使ってよりよい結果を導き出すという意味では，日常生活や食事にも同じ戦略が応用できます．

（新見）

皮膚科の基本（体質改善）

★★★★☆

体質改善を期待

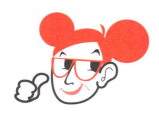

荊芥連翹湯 ❺⓪

荊芥連翹湯❺⓪は温清飲❺❼に桔梗，枳実，荊芥，柴胡，薄荷，白芷，防風，連翹，甘草を加えた漢方薬です．

▶ ひとこと MEMO

荊芥連翹湯❺⓪には温清飲❺❼がそのまま含まれています．桔梗，柴胡，荊芥は十味敗毒湯❻にも含まれている生薬です．荊芥連翹湯❺⓪は十味敗毒湯❻＋温清飲❺❼といったイメージです．生薬数が増えると体質改善傾向が強くなるので，荊芥連翹湯❺⓪では4週間で効果が認められなくても，気長に処方することが多いのです．これがエキス剤では最終手段です．

皮膚科の基本（かゆみ）

★★★★☆

特にかゆい アトピー

落ちついている アトピー

効果がないとき

▶ ひとこと MEMO

アトピーのかゆみを訴える時のファーストチョイスです．長く続いたかゆみが黄連解毒湯❶で嘘のようになくなることもありますが，それはチャンピオンケースです．黄連があると冷やすイメージの漢方薬になります．アトピー症状が悪化して，赤々とした印象の時に有効であることが多いのです．有効な時には1日4回以上処方することもあります．

黄連解毒湯 ❶❺

黄連解毒湯❶❺は黄芩，黄連，山梔子，黄柏の4種類の冷やす生薬からなる漢方薬．

温清飲 ❺❼

温清飲❺❼は黄連解毒湯❶❺に四物湯❼❶（当帰，芍薬，川芎，地黄）を加えた漢方薬．四物湯❼❶単独で使用することはまれです．

白虎加人参湯 ❸❹

白虎加人参湯❸❹は石膏と知母で強く冷やします．

▶ ひとこと MEMO

　黄連解毒湯❶❺でかゆみが楽になった後は，温清飲❺❼に変更して気長に処方します．四物湯❼❶は肌をしっとりとさせる作用もあるので，皮膚が粉を吹いているような時は，温清飲❺❼が好まれます．そのような時には温清飲❺❼を第一選択にすることもあります．黄連は苦味があるのですが，効く人はそれをおいしいと表現してくれます．

新見正則
ファーストチョイス

★★★★☆

蕁麻疹

茵蔯蒿湯 で下痢

▶ ひとこと MEMO

　蕁麻疹を訴えると茵蔯蒿湯⑬をファーストチョイスにします．大黄があるので，下痢で困っている人には避けますが，少々の軟便は覚悟で処方することが多いのです．生薬数が少ない漢方薬には速効性があるのですが，西洋医学で治らない蕁麻疹に対応するときには気長な処方となることが少なくありません．

茵蔯蒿湯 ㉟

茵蔯蒿湯㉟は茵蔯蒿，山梔子，大黄の3つの生薬からなる漢方薬．大黄には強い瀉下作用があります．

茵蔯五苓散 ⑰

茵蔯五苓散⑰は五苓散⑰（桂皮，茯苓，蒼朮，猪苓，沢瀉）に茵蔯蒿を加えたものです．大黄は含まれていません．

▶ **ひとこと MEMO**

茵蔯蒿湯㉟で下痢となって困るときには茵蔯五苓散⑰に変更です．茵蔯蒿湯㉟と茵蔯五苓散⑰の共通生薬は茵蔯蒿だけですので，これが大切な生薬だとわかります．煎じ薬では茵蔯蒿を主薬に置いて，他の脇役を加減することができますが，エキスは出来上がった既製品なので不可能です．簡便で携行性に優れたエキス剤の限界とも言えます．

新見正則
ファーストチョイス

★★★★☆

- 赤ニキビ
- 白ニキビ
- 青いニキビ
- 便秘のニキビ

▶ ひとことMEMO

　赤いニキビは清上防風湯❺⓼，青いニキビは桂枝茯苓丸㉕，白いニキビには当帰芍薬散㉓とも言われます．疑う前に使ってみましょう．僕はまず清上防風湯❺⓼を使って，無効なときに他の漢方薬を試しています．桂枝茯苓丸㉕や当帰芍薬散㉓は瘀血（古血の溜まり）を改善する代表的漢方薬です．桃核承気湯㉑も古血を治す漢方薬（駆瘀血剤）です．

清上防風湯 ❺❽
せいじょうぼうふうとう

清上防風湯❺❽は黄芩，桔梗，山梔子，川芎，浜防風，白芷，連翹，黄連，甘草，枳実，荊芥，薄荷からなる漢方薬です．

当帰芍薬散 ㉓
とうきしゃくやくさん

当帰芍薬散㉓は当帰，芍薬，川芎，蒼朮，茯苓，沢瀉の6つの生薬からなる漢方薬．後ろ3つは水のアンバランスの改善薬．

桂枝茯苓丸 ㉕
けいしぶくりょうがん

桂枝茯苓丸㉕は桂皮，茯苓，牡丹皮，桃仁，芍薬からなる漢方薬．牡丹皮と桃仁には強い駆瘀血作用があります．

桃核承気湯 ❻❶
とうかくじょうきとう

桃核承気湯❻❶は桃仁，桂皮，大黄，甘草，芒硝からなる漢方薬です．桃仁と大黄には強い駆瘀血作用があります．

▶ ひとこと MEMO

皮膚疾患に古血の溜まりを治す薬（駆瘀血剤）を最初から使用することは多くありません．しかし，ニキビには頻用されます．駆瘀血剤で治る病態が瘀血と考える方が理に叶うことが多く，また使い方もわかりやすいのです．また大黄と芒硝を含むと承気湯類になり，強い瀉下作用をもちます．桃核承気湯❻❶はそんなイメージを併せ持つ駆瘀血剤です．

コラム 漢方の説明の仕方

　漢方薬を処方するとき「何か起これば中止して下さい」と患者さんに言い添えます．漢方の副作用に対するイメージは「漢方薬は食事の延長」です．西洋薬は悩めば処方しません．漢方薬は悩めば処方します．食事の延長だからこそ，気軽に処方できます．なんとなく良さそうな漢方薬を探して，そして長期処方します．西洋医学で治らなかった皮膚疾患に対応するには，気長に構えることも大切です．漢方薬を1包飲んで死ぬことはありません．保険適用漢方エキス剤で流産早産した報告もありません．でも体に効くことがあるということは，副作用もあるのです．何か起こったとしても止めればそれで心配無用です．ところが，皮膚疾患自体では実は，漢方内服で一時的に悪化することもあります．昔は治療中に悪化することを「瞑眩（めんげん）」とも呼んでいました．「瞑眩（めんげん）がなければ効かない」という名医もいます．しかし，われわれは西洋医学の補完医療として漢方を使用しているのですから，「一時的に悪化しても，しばらくこれで様子をみてくださいね」というには，ある程度漢方の経験を積んでからにしましょう．その時も，十分な注意が必要です．保険適用漢方エキス剤を構成する生薬は100種類ちょっとです．マウスに体重換算で人間量の10倍を投与して，致死性の急性毒性を発揮する生薬はひとつだけ，それは山椒です．つまりマウスの実験では山椒が一番危ない生薬でした．食品というイメージは100％安全という意味ではありません．口に入るものは全て危ない可能性があるということですよ．

（新見）

新見正則
ファーストチョイス

★★★★

手荒れ

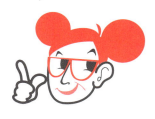

桂枝茯苓丸加薏苡仁 �125

桂枝茯苓丸加薏苡仁�125は桂枝茯苓丸㉕（桂皮，茯苓，牡丹皮，桃仁，芍薬）に薏苡仁を加えた漢方薬です．

▶ ひとことMEMO

桂枝茯苓丸㉕はがっちりタイプの駆瘀血剤の代表です．華奢なタイプの駆瘀血剤の代表は当帰芍薬散㉓です．体格はあくまでも処方のヒント．そんなイメージで処方選択し，無効なときは使用していない方を試してみましょう．薏苡仁はハトムギです．ハトムギの錠剤も保険適用されていますので，他の漢方薬に加えることも可能です．いろいろと試しましょう．

コラム 治療をより効果的にするには

　漢方で加療するときは、便秘を避けることが大切です。皮膚疾患では特に重要です。便秘傾向の患者さんでは、基本的に就寝前に大黄含有漢方薬である麻子仁丸126や潤腸湯51を1包飲んでもらいます。しかし、飲む時間はあくまでも建前で、朝飲んでもらっても、かまいません。そして、麻子仁丸126や潤腸湯51では快便が得られないときは、桃核承気湯61を使用します。承気湯とは大黄と芒硝を含む漢方薬で、大承気湯133や調胃承気湯74もこれに当てはまります。承気湯の方が瀉下作用が強いので、段階的にこちらに移行します。最初から桃核承気湯61を処方すると、腹痛が強く、頻回の便秘で困ったと、ちょっとお叱りを受けることにもなりかねません。休みの前に、通常よりは多めの便秘改善漢方薬を飲んで、そしてすっきりとすると気持ちが良いという人もいます。大黄甘草湯84も大黄を含有する漢方薬ですが、構成生薬が2種類なので、頓服的に使用した方が効果が持続します。生薬数が少ない漢方薬は、即効性があるものの、漫然と使用すると耐性ができやすいと理解すれば臨床的には十分です。患者さんには、便秘解消を自分のペースでやりましょうというメッセージを送ればいいのです。仕事や家事に影響が出ない範囲で、そしてお尻が痛くならない程度の軟便は治療には有益だと伝えればいいのです。漢方は分解されて腸管から吸収されます。その時に細菌に修飾されて吸収されるのです。ですから、いわゆる腸内環境が大切ということになります。治りが悪い時などは、便秘の改善にも積極的に漢方で対応しましょう。　　　　　（新見）

新見正則
ファーストチョイス

★★★★★

> 皮膚の乾燥

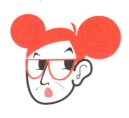

当帰飲子 ❽❻
四物湯❼❶（当帰，芍薬，川芎，地黄）に蒺藜子，防風，荊芥，黄耆，何首烏，甘草を加えた漢方薬です．

▶ ひとこと MEMO

四物湯❼❶は皮膚に潤いをつける漢方薬です．冬皮膚がカサカサして困るとき，透析中に皮膚がかゆくなるときなどに，著効します．四物湯❼❶だけでも良さそうですが，やはり患者さんご自身が当帰飲子❽❻を好む場合が多いのです．またがっちりタイプであれば，温清飲❺❼がより有効なこともあります．温清飲❺❼にも四物湯❼❶は含まれています．

コラム エビデンスがない漢方を何故？

　僕たちは西洋医です．エビデンスが最優先されます．ところが，その西洋医学で治らないときに歴史的な経験に裏打ちされた漢方が役に立つことがあります．漢方にはまだまだ強力なエビデンスがありません．エビデンスとは，相当に疑い深い人も説得できる科学的根拠です．ダブルブラインド化して，有効性を客観的に判断する試験で，漢方が有益な結果を得られない理由は2つあります．1つは漢方にはレスポンダーとノンレスポンダーがあり，それらを鑑別する客観的な試験がありません．そして，漢方薬は西洋薬と比べ有効性を実感できるまで時間がかかることです．ですから，ノンレスポンダーが混在した状態で，比較的短い時間では統計的有意差が出ないのです．ではエビデンスは不要ですか．そんなことはないですよ．ですので西洋医学よりも先に漢方を使用する必要はないでしょう．しかし，西洋医学的治療で困れば，次善の策としては十分です．ノンレスポンダーがあることが不安ですか．それは最初から有効な薬剤を見つけることに固執するからです．効かなければ，次の薬剤を投与するという立ち位置で，解決されます．漢方薬を補完医療として使用するときに，現状の西洋医学的治療を止めることはありません．現状の治療は継続し，漢方を加えるのです．困っている時に何もしないのですか．エビデンスがないから使わないのですか．エビデンスは大切ですが，なにより治ればよいのです．漢方はそんな立ち位置です．慌てずにゆっくりと適切な漢方を患者さんと一緒に探して下さい．

（新見）

新見正則
ファーストチョイス

★★★★★

> ジクジクした
> 湿疹やアトピー

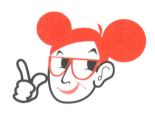

消風散 ㉒

消風散㉒は石膏，地黄，当帰，牛蒡子，蒼朮，防風，木通，知母，甘草，苦参，荊芥，胡麻，蝉退からなる漢方薬です．

▶ ひとこと MEMO

　石膏を含む漢方薬も冷やすイメージ．皮膚を潤す四物湯㉛から芍薬と川芎を抜いた当帰と地黄が含まれています．ジクジクする皮膚病変がキーワードです．キーワードはあくまでもヒントなので，温清飲㊼で効かない時は消風散㉒も試しましょう．蝉退はなんとセミの抜け殻です．保険適用漢方エキス剤で使用される動物性生薬は阿膠と蝉退だけです．

コラム お風呂にはゆっくりつかる．体は洗わない

　お風呂にはゆっくりつかることを勧めています．ところがアトピーでは温まるとかゆみが増すこともあって，致し方なくシャワーを選択することもあります．僕はできれば，ぬるめのお風呂でいいから入浴を勧めています．お風呂に入る目的は，やはりリラックス効果と，そして温めることです．それが体にとっては長い目で見れば効果的と思っているのです．そして体を洗うことを控えてもらいます．アトピーの方で，入浴すると隅々まで徹底的に洗うという人がいます．特に液体石けんとナイロンタオルは要注意です．垢すりのように，ほとんどの垢をとることにもなりかねません．垢は皮膚の防衛機能と説明しています．毎日入浴していれば洗剤を使って洗うほどの汚れもないはずです．入浴中に洗わない．そんなお話もしているのです．エビデンスがある西洋医学的治療で効果が十分でないときは，漢方薬を一緒に探します．4週間ごとに漢方薬を変更してもいいのです．なんとなく体にあう漢方薬に巡り会ったら，それを気長に続行しましょう．そこで，もっと良い漢方薬を探そうと思わない方がいいです．もっと良い漢方薬が頭に浮かんできても，それはカルテに書いておいて，将来に取っておきましょう．そして患者さんの生活に，人生に少し踏み込むことも必要なのです．漢方と同じように，患者さんと一緒に良い生活や習慣，悪い生活や習慣を探し出すのです．些細なことを積み重ねるのです．そうすれば，希望は続きます．漢方もそんな些細なことの1つと思って下さい．

〈新見〉

新見正則
ファーストチョイス

★★★★☆

> 万能のぬり薬

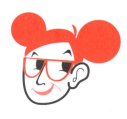

紫雲膏 501

紫雲膏501は紫根，当帰，ゴマ油，蜜蝋，豚脂からなる唯一の保険適用漢方塗り薬です．

▶ ひとこと MEMO

　好き嫌いが分かれる薬です．嫌いな人は，ゴマ油と蜜蝋のベトベト感が苦手です．また紫色が落ちにくいと訴える人もいます．しかし，どこに塗ってもOKな万能塗り薬にて，ファンは本当に愛用します．保険病名はやけど・痔なので，上手に保険病名を加えて下さい．アトピーに対しても愛用者が多い薬です．最初は10ｇほど処方すればいいと思います．

新見正則の…
処方に困ったら

★★★★★

> 華奢なタイプ

> がっちりタイプ

▶ ひとこと MEMO

僕がよく知らない病態で相談されることもあります．そんなときは，柴胡剤＋駆瘀血剤の出番です．皮膚科疾患に限らず困った時に処方できるのです．この困った時の定番処方は，実臨床では相当役に立ちます．漢方では病名が不明でも，体格で処方ができるという１例です．十味敗毒湯❻も柴胡剤ですから，それに桂枝茯苓丸㉕を足すことも同様の戦略です．

▶ **小柴胡湯 ❾ ＋当帰芍薬散 ㉓**
小柴胡湯❾は柴胡，黄芩，半夏，人参，甘草，生姜，大棗の7つが構成成分です．人参があるので，ちょっと虚弱向けです．

▶ **大柴胡湯 ❽ ＋桂枝茯苓丸 ㉕**
大柴胡湯❽の構成生薬は柴胡，黄芩，半夏，芍薬，枳実，大黄，大棗，生姜です．大黄があるので瀉下作用を含みます．

▶ ひとこと MEMO

　これらの処方は湯本求真が愛用した処方です．湯本求真は東京の田端で開業していて，そこに高知から実家の医院を畳んで上京してきた大塚敬節先生が1年間学んだのです．松田邦夫先生の師匠が大塚敬節先生です．湯本求真は病気の経過が長い患者には，柴胡剤＋駆瘀血剤をまず処方して，その後の反応をみて，処方を変更したと言われています．

コラム　些細なことの積み重ねを

　僕たちは西洋医です．ですからエビデンスがある治療を最優先に行います．それで治らない時は，保険適用である漢方を使います．患者さんの負担が少ないからです．そして実際に多くの方が治ることがあるからです．エビデンスが明らかでないことを僕は些細なことと呼んでいます．漢方は些細なレベルを脱して，そろそろエビデンスがある治療に格上げされることを願っています．そんな臨床研究も進んでいますが，もう少し時間がかかりそうです．さて，些細なことの積み重ねで奇蹟がおこると，特に最近思っています．がんの患者さんに漢方を補完的に使用するようになって，そんな思いが増してきました．慢性の皮膚疾患も，そんな些細なことの積み重ねが大切だと思うことが多々あります．エビデンスがある治療は，ある意味誰でもできるのです．将来人工知能がもっと進歩すれば，エビデンスがある治療をすべて教えてくれます．しかし，それでも治らない症状や訴えがなくならないことは，臨床が好きな先生には当然のことに思えますね．そんなときに，体にすこしでも良いことを積み重ねることが必要なのです．エビデンスとはそのあるなしで結果が統計的に違うということです．エビデンスがないとは，それ１つのあるなしでは結果に統計的有意差がでないということです．つまり，統計的有意差が出ないような些細なことを積み重ねれば，統計的有意差が出ることは当然にありうるのです．野球もしかり．１人のスーパープレーヤーの存在は大切です．でもそれ以外のプレーヤーを含めた総力で勝敗は決まると思っています．　　　　（新見）

新見正則
ファーストチョイス

★★★★☆

> 頭の湿疹

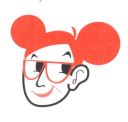

治頭瘡一方 �59
防風，荊芥，連翹，蒼朮，川芎，紅花，忍冬，大黄，甘草からなる漢方薬です．大黄には瀉下作用があります．

▶ ひとことMEMO

　治頭瘡一方�59は，頭の皮膚病変を治す漢方薬です．頭だけに限りませんが，頸から上の皮膚症状がひどい時に選択されます．どの生薬が「頭」という言葉と相関するかは未だに謎ですが，不思議とそんなキーワードで有効なことが多いのです．時代を超えた相関の知恵と思っています．一方で，頭に病変がない皮膚病変に有効な時もあります．不思議ですね．

コラム 結局人生にとって良いことを

慢性皮膚疾患の患者さんに，そしてがんの患者さんにも伝えていること，つまり人生にとって良いことを少しでも行おうというメッセージです．

- ストレスに強くなる心と体を作る．とんでもないストレスからは逃げる．
- 6時間は寝る．
- 朝決まった時間に起きる（±1時間）．
- 朝日を浴びる．
- 3食食べる．でも1食抜いても大丈夫な体を作る．
- 冷たいものは飲み過ぎない．体を冷やさない．
- 炭水化物は控えめに．バランス良く食べる．
- 有酸素運動を行う．体を伸ばす．
- タバコ，お酒は控えめに．
- お風呂にはゆっくりつかる．体は洗わない．
- 人と比べない．希望を持って生きる．

上記は僕が心がけていることで，患者さんにも勧めていることです．しかし，マストではありません．できる限りそうするという内容です．「そうしなければいけない」と思い込むと，つまらない人生になります．しかし，「そうすれば明らかにいい」と体が体感したことは絶対に実践すべきです．慢性皮膚疾患の患者さんと長く付き合っていると，皮膚疾患が悪化する原因を一緒に探すことが得意になりました．悪くなるトリガーを避けて，そして少しでも楽な状態を長く続くようにします．そんなときに漢方がサポートとして役立つと思っています．　　　　　　　　　　　　　　　　（新見）

新見正則
ファーストチョイス

★★★★☆

> 陰部の湿疹

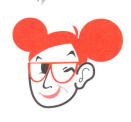

竜胆瀉肝湯 ㊼
竜胆瀉肝湯㊼は竜胆,黄芩,山梔子,木通,車前子,沢瀉,当帰,地黄,甘草からなる漢方薬です.

▶ ひとこと MEMO

竜胆瀉肝湯㊼はがっちりタイプの泌尿器疾患向け漢方薬として頻用されますが,陰部の湿疹というキーワードでも有効性を発揮します.昔は感染症も多く,泌尿器疾患が陰部の皮膚疾患も合併していたので,相関の知恵の漢方としては,その両方に対応できる薬を創り上げたのではと,勝手に想像を巡らせています.困った時に是非使用してみて下さい.

新見正則
ファーストチョイス

★★★★☆

> 症状が激しい
> 掌蹠膿疱症

> 落ち着いている
> 掌蹠膿疱症

▶ ひとこと MEMO

掌蹠膿疱症で皮膚科通院中だが治らないという相談はしばしば受けます．そんなときにまず三物黄芩湯㉑を処方します．3種類の生薬からなるので，通常，効果がすぐに現れます．治るというよりも，「まったく変化がなかったのに，なんだかちょっと良いようだ」といった返答です．そんな時には，勿論続行です．今までまったく良くならなかったのですから．

三物黄芩湯 ❿

三物黄芩湯❿は地黄，苦参，黄芩の3種が構成生薬です．苦参を含む漢方薬は少ないので，これがキー生薬と思っています．

温経湯 ❿

構成生薬は麦門冬，半夏，当帰，甘草，桂皮，芍薬，川芎，人参，牡丹皮，呉茱萸，生姜，阿膠です．

▶ ひとことMEMO

温経湯❿には駆瘀血作用があります．瘀血は漢方らしい概念で「古血の溜まり」が精一杯の現代的表現です．むしろ，駆瘀血剤で良くなる状態を瘀血と理解します．駆瘀血剤は牡丹皮，桃仁，紅花，大黄，当帰を2種類以上含むか，当帰があって地黄を含まないとすれば当たります．そんな生薬から理解する方法は「3秒でわかる漢方ルール」をご覧下さい．

コラム　ストレスに強くなる心と体を作る

　アトピーがストレスで悪化することはよく経験します．そんなときに，まずそのストレスから逃げられるか尋ねます．そのストレスが仕事，家族，子どもなどであれば，なかなか逃げるという選択肢を選ぶことができません．そんなときは，ストレスに強くなるしかないのです．ストレス対策は実は子どもの頃から必要と思っています．子どもの頃から，まずいものでも食べる，暑い所でも遊ばせる，和式トイレにも行かせるなどの対応が僕は必須だと思っています．おいしいものだけを食べていたのでは，将来海外で，それも発展途上の国では食べる物がなくなります．暑さにも強くならないと，工事現場で働く人がいなくなります．小学校をすべて洋式トイレにしたら，またぐトイレしかないところで生きていけません．いろいろな不都合に慣れる，耐えることも必要と思っています．そんな話も，アトピーのお子さんを連れてくるご両親にはしています．それに耳を貸す人もいれば，子どもが可哀想といって，過保護を通す親もいます．どちらでもいいのです．僕は一生懸命，そんなことをしてアトピーがよくなった人がいるという体験談を語るだけです．漢方を使用していますが漢方は1つの道具であって，実は生活のすべてを診る必要があると感じています．

皮膚科の基本あれこれ

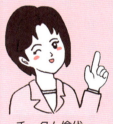
チータム倫代

他科の先生方へ，皮膚科医からのメッセージ

　皮膚疾患は，「たいしたことはない（ように見える）けれど不快」というものが多く，わざわざ皮膚科に行かなくても，内科や小児科や整形外科などの受診のついでに診てもらいたいと思う患者さんは多いでしょう．難治なものは皮膚科にお任せ頂くとして，ここでは，そんな患者さんの悩み解決をお願いされる皮膚科以外の科のドクターのために皮膚科の基本的なところをミニレクチャーさせて頂きます．

皮膚管理の基本

　皮膚管理の基本は，清潔を保つ，乾燥を防ぐ，過度な紫外線を避ける，摩擦を避けることだと思います．清潔に関しては，毎日シャワーか入浴をする．シャンプーも毎日．ただし，皮脂を落とし過ぎないように固形せっけんを手で泡立てて優しく洗うことをお勧めします．頭もごしごし洗うのは避けます．保湿が足りなければ外用薬で補います．紫外線は言うまでもなくシミ，皺の原因になります．ただし紫外線が不足しすぎるとビタミンD不足になり，骨粗鬆症の原因になるので注意が必要です．過度な摩擦は色素沈着やアクロコルドンの原因となります．

外用薬

　外用薬にはステロイド，非ステロイド系抗炎症薬，抗真菌薬，抗ウイルス薬，抗生物質外用薬，痤瘡治療薬，角化症治療薬，アトピー性皮膚炎治療薬，脱毛治療薬，白斑治療薬，

皮膚潰瘍治療薬，保湿薬などがあります．他にも特殊なものが何種類かあります．それぞれ疾患により使い分けます．塗る回数は，保湿薬以外は1日1～2回とするものが多く，期間は疾患により数日から数十年とまちまちです．

　よくあるケースとして，虫刺されやかぶれが多いと思います．急性湿疹でしたらステロイド外用薬で素早く治し，長引かせないのがコツです．ただし，年齢，皮膚の症状，部位で使い分けて下さい．大人の体幹四肢ならアンテベート軟膏などのベリーストロングクラス，大人の顔や陰部，子どもの体幹四肢にはキンダベート軟膏などのマイルドクラス以下のものを処方しましょう．子どもの顔，陰部にはステロイド外用薬はできるだけ避けましょう．

　ステロイド外用薬を使用したくない場合，とっておきの薬があります．それはアズノール軟膏と紫雲膏㊿です．軽い傷，1度の熱傷，口角炎，おむつかぶれ，軽い湿疹，ヘルペスなど，何にでも使用できます（アズノール軟膏の保険適用は，湿疹，熱傷．紫雲膏㊿の保険適用は，火傷，痔核，肛門裂傷です）．著効は期待できないにしても，徐々に改善することが可能です．ごく稀にかぶれることがあります．

　最初から白癬，カンジダ，癜風などの真菌症を疑った場合はできれば皮膚科をご紹介下さい．菌種によって使用する外用薬が異なります．まずは顕微鏡検査をする必要があります．抗真菌薬は近年効きの良い薬が続々開発されている一方，かぶれる頻度も高くなっています．また，白癬などは感染初期の状態を除くと最低でも半年以上と，長期的に外用する必要があり，途中で治療をやめると再発率も高くなります．もし白癬症やカンジダなどの真菌類にステロイド外用薬を処方してしまった場合，一時的に炎症はおさまりますが，

すぐに増悪，拡大します．その場合も皮膚科への受診をお勧めしてください．

　ニキビの外用薬は，ピーリング効果のあるディフェリンゲル，ベピオゲルなどが主流ですが，発赤，熱感，痛み痒み，かさつきなどの副作用もあります．妊婦には禁忌です．ヒルドイドソフトのような保湿薬と併用するのがコツです．ゼビアックスローションなどの抗菌薬もありますが，かぶれ，耐性菌などに注意する必要があり，長期投与は避ける必要があります．新薬も続々出てきています．

　外用薬には，基剤の違いがあります．軟膏，クリーム，ローション，テープなどです．それぞれに油と水の割合でいくつか種類があります．基本的に，固形に近いものほど皮膚に優しいと覚えて下さい．液体に近いものほど皮膚への刺激が強くなります．例えば，びらん面へのローション剤の塗布は禁忌です．頭皮など，固形に近いものが塗りにくいところや，触感の好みや適性が人や身体の部位で分かれるためにこのように基剤の差がありますが，まずは軟膏を処方しましょう．

　外用薬は完成されているので，もちろん単剤で効果を発揮します．しかし，場合によっては保湿薬と組み合わせるなど，混合したり，重ねて塗布したりすることもあります．混合は，同じ基剤で混合することが原則です．重ね塗りは，液体に近いものから先に塗布することが原則です．

ステロイド外用薬

　ステロイド外用薬は，ウィーク，マイルド，ストロング，ベリーストロング，ストロンゲストと強さが分かれています．また，製剤によって皮膚への浸透力や持続力などに差があります．外用薬の説明と重複になりますが，年齢，皮膚の

症状，部位で使い分けます．基本的には赤みや熱感または痒みが強いところほど強いものを塗布します．年齢では特に未就学児童にはマイルドクラス中心に使用します．ベリーストロングクラス以上は使用しないよう心掛けます．皮膚の部位によって使えるステロイド外用薬の強さはかなり異なります．経皮的な外用薬の吸収の度合いは部位により 300 倍ほどの差があります．前腕を 1.1 とした場合，足底が 0.14，陰嚢が 42.0 となります．とくに気をつけて頂きたいのは，顔と陰部です．ともに皮膚が薄く，副作用が出やすい部位です．顔では，皮膚の菲薄化，萎縮，ニキビ様皮疹の出現に注意します．陰部では，カンジダなどの真菌の発生に注意します．ともにマイルドクラス以下を使用します．

　ステロイド外用薬はやめ方も大事です．数日〜1 週間以内などの短期間で治った場合はそのままやめても問題ありませんが，それ以上使用した場合は外用の強さ，頻度を減らしながら徐々にやめてゆきましょう．突然やめて皮疹やかゆみが再燃した場合に，一見以前よりひどく思えることがあり，患者さんのステロイド不信につながります．

抗アレルギー薬

　内服薬は大きく分けて，皮膚に効くもの，鼻に効くもの，気管支に効くもの，その全部に効くものがあります．皮膚に効くものは第 2 世代抗ヒスタミン薬と考えて頂ければ良いと思います．他にリザベン，アイピーディなど特殊なものもあります．第 2 世代抗ヒスタミン薬の中でも効力に多少の差はあります．そのほかに即効性か，眠くなりにくいか，1 日 1 回か 2 回かなどで選択します．私の場合，アレグラ，タリオン，ザイザル，ビラノア，デザレックスなどを選択すること

が多いです．新薬も続々と開発されています．

創傷処置

　まず，泥などの異物をブラッシングなどで落とし洗浄します．真皮以深に異物が残ると外傷性刺青などを生じることがあります．また，私が子どものころは，創は赤チンを塗って乾かすというのが一般的でした．かさぶたを剥がしてはまたじくじくするのをくり返し，やっと治ったという経験をされた方も多いと思います．創をキレイに治すコツは炎症を長引かせないこと，上皮化を早めるように促すこと，軽く圧迫して線維芽細胞の過形成を予防することなどです．真皮より深い創であればアズノール軟膏のような消炎効果がある軟膏を塗布し，ハイドロサイトのような少し厚みがあって適度に浸出液の吸収をしながら湿潤環境を保つ創傷被覆材を貼付します．

　真皮以浅の浅い創でもデュオアクティブや，市販のキズパワーパッドのようなハイドロコロイドの創傷被覆材を貼付すると上皮化が促進されて，よりきれいになります．例えば絆創膏を剥がす際に表皮まで剥けてしまったというような浅くきれいな創にはハイドロコロイドが良い適応ですが，汚染創や深い創には向きません．また，以前は創傷部に抗菌薬の外用剤を多用していましたが，耐性菌問題などにより，近年は使用されなくなりつつあります．

熱傷

　熱傷はまず冷却が基本です．冷却後，水疱がない1度の熱傷であれば数日のステロイド外用薬（エキザルベなど）またはアズノール軟膏などでおさまります．水疱を形成する2度以上の場合，2週間以内に上皮化しないと瘢痕が残ります．

特に顔や，四肢の関節の場合は深刻な後遺障害につながることがありますので，皮膚科へご紹介ください．

湿疹

　湿疹は，幅広く多様です．大切なことは，急性湿疹は早く治す，慢性湿疹は良い状態をキープするという2点です．急性湿疹は外用薬で記した通りです．慢性湿疹のアトピー性皮膚炎などは見た目の湿疹や炎症が落ち着いてきてもしばらくは予防的にステロイド外用薬などを週2～3回ほど続行し，徐々に塗布間隔を空け漸減していくプロアクティブ療法が主流になりつつあります．とにかく良い状態をキープするようにしましょう．常にどこかでアレルギー反応が起こっている状態では，言うまでもなく皮膚の搔痒感，過敏性が持続します．神経の皮枝も湿疹部では表皮に近いところまで枝を伸ばし，過敏になっていることが証明されています．搔いている限りは治らないのです．

スキンケア

　ここで質問です．お風呂上がりに皮膚が突っ張ってるなと感じられたことはありませんか？　お風呂やシャワーの後に化粧水や保湿クリームを塗っていますか？　実は私はノーです．それはなぜかというと，ズバリ「必要性を感じないから」です．ここで気をつけて頂きたいのは，塗るなと言っているわけではありません．むしろ積極的に保湿は大事と言いたいのです．ただ，あくまでも，必要だったら加えるのです．では，なぜ私が必要性を感じないか？　答えは「洗い方」にあります．

　皆様，お風呂で液体もしくは泡のボディソープを使われていませんか．ともに洗浄力が強すぎて皮脂までごっそり落ち

てしまいます．タオルやタワシなどでゴシゴシ体や顔を擦られていませんか．色素沈着やアクロコルドン形成の原因になります．もし当てはまる方がいらしたら，今日から固形石鹸に変えて下さい．手で泡を立てて，掌を使って泡で撫でるように優しく洗ってください．掌で洗うことによって皮膚や皮下トラブルも発見できます．

ちなみに，私も毎日お化粧をしますが，実はクレンジングを使ったことがありません．お風呂の時，身体と一緒に化粧顔も固形石鹸1つで洗います．髪は別途シャンプーします．

皆様も是非お試しください．そして，納得いただけましたら患者さんにも是非御指導ください．

一方，汗や埃を洗い流すことはとても大事です．清潔を保つことはもちろんですが，特に湿疹部から汗が再吸収されると，かなりのかゆみを引き起こします．マメに洗う，でも洗い過ぎないことが大切です．

生活指導

健康な皮膚を保つためにバランスの良い食事，十分な睡眠，適度な運動などが大切なことは言うまでもありません．便秘，ストレスもお肌の大敵です．

これだけは要注意

最後に見逃してはいけない，命にかかわる代表的な皮膚疾患を記します．

① **スティーブンス・ジョンソン症候群（Stevens-Johnson syndrome：SJS），中毒性表皮壊死症（toxic epidermal necrolysis：TEN）**

薬剤接種後や，ウイルス，マイコプラズマ感染後などに発

症する発疹後，粘膜に（TEN は皮膚にも）びらんを生じるものです．進行すれば消化器，呼吸器まで影響を及ぼし生命にかかわります．発疹に伴う目や口や陰部の粘膜の浮腫，びらんがポイントです．

②壊死性筋膜炎

化膿レンサ球菌や嫌気性菌の感染症です．1肢（特に下肢）が多いですが，複数肢（上下肢に及ぶもの），体幹，頸，顔にも生じます．陰部に限局するフルニエ（Fourner）壊疽もあります．皮膚の緊満感，水疱，びらんに要注意です．

③悪性黒色腫

言わずと知れた最も悪性度の高い部類の皮膚悪性腫瘍です．不整形，濃淡不均一，急速な増大などポイントも多いですが，中には無色素性のものや小さい円形のものなどもあります．脂漏性角化症や母斑と鑑別をつけにくいものもあります．わずかでも怪しいと疑ったら迷わず皮膚科をご紹介ください．

おまけのオススメ処方

桂枝茯苓丸㉕
けいしぶくりょうがん

顔の赤味の強いアトピー性皮膚炎やニキビ，顔のほてり感，下肢のうっ滞性皮膚炎に著効することがあります．

五苓散⑰
ごれいさん

顔面や四肢のむくみ，水疱やむくみを伴う皮疹，蕁麻疹などに有効です．子どもから高齢者まで幅広く処方できます．

当帰飲子㊏
とうきいんし

乾燥した皮膚に潤いを与えます．アトピー性皮膚炎の患者さんでステロイド外用薬が不必要になったケースがあります．

> **コラム**　飲み方あれこれ

　私は漢方薬はできれば食前に，できればお湯に溶かして飲むのをすすめていますが，1日3回毎食前の服用は忘れがちで難しいものです．患者さんには「食後でもいいですよ」と言い添えています．お湯に溶かすと，服用時に香りも楽しめます．以前漢方薬の製造工場に勤めていた人が，服用していないのに香りだけで症状が改善したという報告もありました．しかし，なかには黄連解毒湯⑮のように冷やす目的の漢方薬もあります．この場合は冷水で服用します．また，喉の炎症や扁桃炎に効く桔梗湯⑱は，お湯で溶かした後，冷蔵庫で冷やして半分はうがいに，半分は内服するよう指導しています．また，水以外のもので飲んだ方が効果の上がる漢方薬もあります．

　八味地黄丸❼や当帰芍薬散㉓は何とお酒で服用すると効果が上がるとされています．そのほかに半夏瀉心湯⑭，半夏厚朴湯⑯，呉茱萸湯㉛，葛根湯❶などには生姜汁を加えるとよいそうです．また，子どもへの飲ませ方は坂﨑先生が詳しく書かれています（『フローチャートこども漢方薬』新興医学出版社刊）．漢方薬は薬ではありますが，食事の延長線上にあるとも考えられます．川芎茶調散⑭のように茶葉が配合されていて，お茶で飲むと生薬のバランスが崩れてしまうものもありますが，それで重大な副作用が起こるということでもありません．漢方薬を苦手に思っている人はほかのものに混ぜたりして，ある程度自由に自分流を試すのも楽しいのではないでしょうか．

（チータム倫代）

フローチャート皮膚科漢方薬

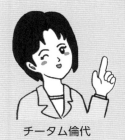

チータム倫代

コラム 外用薬おまけ

　アズノール軟膏，亜鉛華軟膏はともに皮膚に優しく，私の好きな外用薬です．マイルドな消炎効果の割におむつかぶれには意外なほど効きます．アズノール軟膏は，キク科のカミツレ（植物）が原料で抗アレルギー効果があるといわれています．消炎効果もあり，軽度の熱傷にも有効です．薬価も安くおすすめです．広範囲2度の真皮深層熱傷の患者さんで，高い薬は要らないし，頻回の通院もできないという方にまとめて処方し，瘢痕形成なくきれいに治癒し驚いた経験があります．ワセリン剤のプロペトと混合して，口唇の荒れにリップクリーム代わりに処方することもあります．ごくまれに，アズノール軟膏に含まれるラノリンによると思われるかぶれが出ることがあります．亜鉛華軟膏はステロイド軟膏に重ね塗りをすることで消炎効果が上がります．私は重ね塗りだけでなく，ステロイド軟膏と混合して処方することも多いです．外用薬の混合には皮膚科の中で賛否両論あります．私は混合せず単剤で処方する一方，混合することによってステロイド軟膏の量を減らしつつ，浸透効果を上げることができると考えています．アズノール軟膏，亜鉛華軟膏は油成分が多いべとべとした軟膏で，亜鉛華軟膏は余分な湿気を吸収しつつ，皮膚のバリア形成に役立ちます．もう一つ好きな外用薬にヒルドイドソフト軟膏があります．これも単剤で保湿薬またはけが，やけど後の瘢痕予防薬に有効です．ステロイド軟膏と混合することも多いです．患者さんの皮膚の状態で混合の割合を調整します．

（チータム倫代）

汗疹（あせも）

★★★★★

ファーストチョイス

消風散 ㉒

消風散㉒は体力のない人からある人まで幅広く使える薬です．特にじくじくした湿疹に効きます．かゆみ，発赤が強く，夏に増悪する皮疹に効果的です．

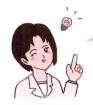

西洋薬が優先です

▶ ひとこと MEMO

　まずは，あせも水（ミョウバン，サリチル酸原末，エタノール，ハッカ油，塩化亜鉛，精製水を配合したもの），ステロイド外用薬（キンダベート軟膏＋亜鉛華軟膏）保湿薬（ヒルドイドローション）などの外用薬を使用します．あせも水は清涼感がありますが，掻き傷の部分には塗布できません．あせも水塗布後皮膚が乾燥するため，保湿薬との併用が効果的です．

熱傷（やけど）

★★★★★

ファーストチョイス

広範または炎症が強い

▶ ひとこと MEMO

熱傷にはまずは冷水による冷却，洗浄です．1度熱傷にはエキザルベ軟膏やアズノール軟膏の外用のみ．内服は不要です．年齢や受傷部位，範囲によって異なりますが，2度熱傷で体表面積の15％以下の場合は外用に加えて漢方内服または消炎鎮痛剤を併用．15％以上だと入院，全身管理が必要．3度熱傷は手術を考慮します．

五苓散 ❶⓻

水疱，浮腫などの水分のバランス異常を調整して正常に戻したり，マイルドに解熱する効果があります．

黄連解毒湯 ❶⓹

冷やす生薬4つのみで構成された比較的即効性のある薬です．

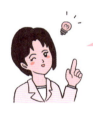

跡に残らないように西洋医学を最優先．漢方はおまけ

▶ ひとこと MEMO

2度以上の熱傷で保存的に治療する場合，私はまずアンテベート軟膏を1〜2日間，その後エキザルベ軟膏を4〜5日間，その後は上皮化までアズノール軟膏を使用します．水疱は破らない方が望ましいですが，破れてしまったら創傷被覆材（ハイドロサイトなど）を使用します．14日以内に上皮化しないと瘢痕が残る可能性が大きく要注意です．

コラム 美肌の秘訣

　世の中の女性はたぶん顔を洗いすぎです．

　日本人女性は化粧をクレンジングで落として，そのあと化粧水さらに乳液などをつけるというのが常識になっているようです．私は普段，リキッドファンデーションは使用せず，パウダーファンデーションを薄くつける程度ではありますが，ポイントメイクはしますし，それなりに人並みのメイクはしています．さらに，趣味で社交ダンスと音楽をしており，特にダンスの発表会の時には一見誰だかわからないくらいの舞台メイクをします．それでも，クレンジングは不要なのです．固形石鹸をよく泡立てて指を使って念入りに洗えば化粧は十分落ちます．石鹸もできれば昔から定番であるようなあまり香料が強くないものがお勧めです．そうすると，夜洗顔後の化粧水は必要ありません．私は真冬の乾燥時期に皮膚炎を起こす1～2ヵ月，夜ヒルドイドソフトなどの保湿薬を塗布することはありますが，その時期を除き，夜は洗顔後何もつけないのが基本です．

　繰り返しますが，石鹸のみの洗顔だと，皮膚が突っ張らないから，寝る前の化粧水が必要ないのです．ボディに対しても同様です．ごく一部の化粧水，保湿剤を除き，ほとんどの製品には微量の防腐剤などが入っています．もし必要なければ極力塗らない方がいいと思いませんか？　ちなみに朝は化粧下地としての化粧水，保湿剤は使用しています．さらに，お風呂で身体を洗うときはタオルやスポンジなどを使用せず，直接手で洗うことをお勧めします．

（チータム倫代）

日光皮膚炎（日焼け）

★★★★★

ファーストチョイス

黄連解毒湯 ⓯

日焼けは広範囲なことが多く，ローションタイプの外用薬と漢方薬内服が有効です．黄連解毒湯⓯は強力に冷やすので熱中症対策にも有効だと思われます．

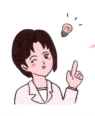

西洋薬がファーストチョイス．広範囲の場合，漢方薬を処方

▶ ひとこと MEMO

　日焼けには，リンデロンVローションまたはトプシムスプレーを数日間，熱と赤味がさめて乾燥してきたらアズノール軟膏もしくはヒルドイドローションを処方します．水疱ができるほどの日焼けや繰り返す日焼けは，シミ，脂漏性角化症，もしくは日光角化症になりやすく要注意です．

尋常性疣贅（いぼ）・伝染性軟属腫（みずいぼ）

★★★★★

いぼのファーストチョイス

みずいぼのファーストチョイス

効果がないとき

▶ ひとこと MEMO

いぼはヒト乳頭腫ウイルス，みずいぼは小児に多い伝染性軟属腫ウイルス感染症です．異なる疾患ですが治療法が似ているためまとめました．いぼは主に液体窒素冷凍凝固，みずいぼは摘除または液体窒素冷凍凝固で治療します．いぼ，みずいぼともに広範囲になると西洋医学では治療に難渋することがあります．

> 西洋医学優先です．症状が広範囲のときは漢方も役立ちます

▶ ヨクイニン

ヨクイニンは，ハトムギでできているいぼの薬です．

▶ 五苓散 ❶⓻

みずいぼは水疱ではありませんが，五苓散❶⓻が効くとされています．

▶ 補中益気湯 ㊶

朝鮮人参，黄耆などを含み，消化吸収機能を高めることで免疫力をアップすると考えられています．

▶ ひとこと MEMO

いぼもみずいぼもともに特に小児には漢方薬が有効とされています．

ヨクイニンエキスと名前が似ている薏苡仁湯㊽は関節痛，筋肉痛の薬で，特にリウマチや多発性関節炎など炎症を伴う慢性の関節痛や，打撲後の痛みが長引くものに効果的とされています．

尋常性痤瘡（ニキビ）：1

★★★★★

- 男性のニキビ
- 女性のニキビ
- 子どものニキビ

▶ ひとこと MEMO

治療は内服，外用，保湿療法，面皰圧出，自費治療などです．内服は主に漢方薬．炎症が強い場合はルリッド等の抗菌薬も併用．外用はピーリング効果のあるディフェリンゲル，ベピオゲルなどが主で，抗菌薬含有のゼビアックスローションなどを併用します．ピーリング薬と抗菌薬の合剤もあります．古典的なイオウカンフルローションなどもあります．

> 西洋薬が必要ですが漢方薬を
> プラスするのもおすすめです

日常的な疾患・症状

▶ **清上防風湯 58**
（＋排膿散及湯 122　1包）

若く体力のある男子の赤くて化膿傾向のあるニキビによく効きます．スポーツ女子の同様のニキビにも．

▶ **桂枝茯苓丸加薏苡仁 125**

生理前に増悪する傾向のあるやや紫がかったニキビなどに有効です．

▶ **治頭瘡一方 59**

特に小児のニキビや小児の頭の毛包炎に有効．頭以外の小児の全身の湿疹にも効きます．
大人の頸や頭の毛包炎にも有効です．

▶ ひとこと MEMO

　西洋薬の場合，ニキビの状態により選択薬が異なりますが，老若男女に対しほぼ同様のものを処方します．
　漢方薬の場合，その人に合わせて違うものを処方します．ホルモンバランス，肌の質，それぞれ異なるわけですから，効く薬が違うのは当然ともいえます．ここにオーダーメイド的漢方薬処方の面白さがあります．

尋常性痤瘡（ニキビ）：2

★★★★★

> 浅黒く，手汗を
> かきやすい人

> 色白，冷え症で
> 体力がない人

▶ ひとこと MEMO

　従来ニキビ外用の主流だった抗菌薬外用薬は耐性が早く，多用を控える方向にあります．内服も同様です．その分ピーリング効果のある外用薬が保険診療で処方できるようになりました．食事，生活指導も大事です．便秘は厳禁．洗顔も大事で，私は1日1回夜のみ固形石鹸を手で泡立てて洗顔し，朝はお湯と水だけで洗顔するようにと指導しています．

> **荊芥連翹湯 ㊿**
> 構成生薬が多くゆっくり効きます．経過の長い人，慢性副鼻腔炎など慢性の化膿性疾患をもっている人に有効．

> **当帰芍薬散 ㉓**
> 貧血気味，華奢な人のニキビに．

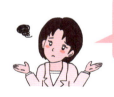

ニキビ治療は案外難しいですね

▶ ひとこと MEMO

　荊芥連翹湯㊿は構成生薬が 17 種類と多いので，ゆっくり効きます．半年ほど内服を続けて，いつの間にか良くなっていたという感じです．ニキビの経過の長い人，慢性副鼻腔炎など慢性の化膿を伴う疾患をもっている人に有効とされます．
　当帰芍薬散㉓は華奢な女性向けの万能薬で，便秘改善効果もあり，ニキビにも有効です．

尋常性痤瘡（ニキビ）：3

★★★★★

> 膿疱が目立つ

> 口のまわり

▶ ひとこと MEMO

　ピーリング効果のある保険処方の外用薬にアダパレン（ディフェリン）と過酸化ベンゾイル（ベピオ），その合剤があります．主に，白く固いニキビにはディフェリンゲル，赤いニキビにはベピオゲルを使用します．ヒリヒリ感，乾燥が生じやすいため，ヘパリン類似物質外用スプレー，ヒルドイドソフトなどの保湿薬を併用すると副作用が緩和されます．

十味敗毒湯 ❻

筋肉質でやや緊張しやすい人のニキビに．

半夏瀉心湯 ⓮

時々口のまわりだけにニキビができる人をみかけます．特にバランスの悪い食事をしている人や胃腸障害があると効果的です．

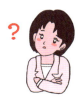

口のまわりはなぜか治りにくいですよね

▶ ひとこと MEMO

十味敗毒湯❻は，赤味よりも膿んだ状態が目立ち，比較的経過が短いニキビに有効です．半夏瀉心湯⓮は胃腸炎の薬ですが，口囲のニキビにも有効です．口囲のニキビは治りにくいことが多く，これを知っていると便利です．ただし，黄芩，黄連を含みますので，間質性肺炎や肝機能障害に注意．また，甘草 2.5g を含みますのでむくみなどに注意が必要です．

爪囲炎・陥入爪

★★★★★

ファーストチョイス

効果がないとき

▶ ひとこと MEMO

セフゾンなど抗菌薬＋ロキソニンなど消炎剤内服薬，亜鉛華軟膏外用，肉芽の液体窒素による冷凍凝固，肉芽がひどい場合は伝達麻酔下爪母までの部分抜爪．爪白癬を伴わない場合はフェノール法，ガーター法，自費診療の形状記憶合金によるワイヤー法など．

柴苓湯 ⑭

小柴胡湯❾と五苓散⑰との合剤.むくみを改善すると同時に,ステロイド様消炎効果があります.

十味敗毒湯 ❻

十味敗毒湯❻は化膿性疾患への消炎効果とともに,保険病名に「水虫」があります.

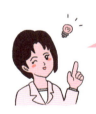

西洋医学が優先です.漢方は補助的に使用

▶ ひとこと MEMO

　カーブしている側爪部を斜めにカットすると爪の端が棘状に残ることが多く,爪囲炎を容易に引き起こします.爪切り指導は大事です.爪が白濁肥厚していたら白癬検査が必須です.白癬の合併率は高く,診断がついたらルコナック,クレナフィン外用または内服薬などで治療します.

虫刺されによる皮膚炎

★★★★★

ファーストチョイス

水疱を形成しているとき

▶ ひとこと MEMO

　大人にはストロング（リンデロンV軟膏など）〜ベリーストロングクラス（アンテベート軟膏など），子どもにはマイルド（リドメックス軟膏，キンダベート軟膏など）〜ストロングクラスのステロイド軟膏を．広範囲または蜂窩織炎を起こしている場合は抗アレルギー薬，抗菌薬，消炎鎮痛薬内服または漢方薬を追加して治療します．

十味敗毒湯 ❻
じゅうみはいどくとう

浸出液の少ない急性，慢性の湿疹や，化膿傾向をもつ湿疹に有効です．

五苓散 ⓱
ごれいさん

むくみに効く薬です．蚊にたくさん刺されてパンパンに腫れている子どもなどに処方しましょう．

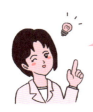

初期には西洋医学，こじらせたら漢方を！

▶ ひとことMEMO

　小さな子どもは蚊に刺されただけでもひどく腫れることがあります．蟻はかなり腫れます．蚤は水疱を形成しやすいです．ブユは山のキャンプなどでよく刺されますが，放置し掻爬を続けると慢性痒疹化して治療に難渋することがあります．アオバアリガタハネカクシなど，体液に触れると皮膚が潰瘍化するものもあります．

接触皮膚炎

★★★★★

ファーストチョイス

効果がないとき

▶ ひとこと MEMO

　接触皮膚炎には一次的刺激性（かぶれ），アレルギー性，特殊なものに光接触皮膚炎があります．急性期の皮膚炎はできるだけ短期間で，ストロングクラス以上のステロイド外用薬（アンテベート軟膏，フルメタ軟膏，リンデロンV軟膏など）で素早く治しましょう．炎症が長引くと色素沈着，湿疹の慢性化につながります．

> **消風散 22**
> 局所の発赤，熱感があり，分泌物の多い湿疹に効きます．効能書は慢性湿疹用ですが，急性の強い痒みを伴う急性湿疹にも有効です．

> **柴苓湯 114**
> むくみの薬ですが，抗炎症作用もあります．
> ステロイドホルモン様作用があるとされています．

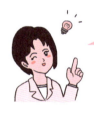

圧倒的に西洋医学優先ですよ！

▶ ひとこと MEMO

　原因物質は有名な漆やサクラソウなどの植物，ゴム，金属等，無数にあります．外用薬による皮膚炎も多く，フラジオマイシン含有の眼軟膏，爪白癬の外用液等による皮膚炎は比較的高頻度です．光接触皮膚炎は湿布が有名です．

　アレルギー物質接触後または湿布をはがした後，1〜2週間程度経過後に皮膚炎が再燃する場合もあり，要注意です．

手湿疹

★★★★★

> ファーストチョイス

> 効果がないとき

▶ ひとこと MEMO

汗疱（異汗性湿疹），主婦湿疹などで，ともに接触性皮膚炎の1種とみられています．真菌感染，掌蹠膿疱症などを除外します．治療は外用薬が主となります．ステロイド外用薬，保湿薬，紫雲膏501で治療します．長期戦になることが多く，同時に漢方薬内服がおすすめです．

温経湯 ⓱⓰

やや虚弱な人向きです．月経困難症を伴う人，口唇の渇く人にも効きます．女性向きの漢方薬です．

四物湯 ❼❶

皮膚が乾燥する人向きです．特に強い生薬を含まないため長期の内服も可能です．

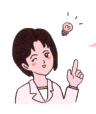

温経湯⓱⓰はかなりオススメ

▶ ひとこと MEMO

温経湯⓱⓰は含有する 12 の生薬のうち半夏，当帰，桂皮，川芎，人参，呉茱萸，生姜の 7 つは温める生薬で，冷やす生薬は麦門冬，芍薬，牡丹皮 3 つしかなく，女性向きの漢方薬といえます．ステロイド軟膏外用 3 ヵ月で効果のなかったピザ屋さんのひどい手湿疹が，温経湯⓱⓰追加後 1 ヵ月で改善しました．

ほてりを伴う手湿疹

★★★★★

ファーストチョイス

効果がないとき

▶ ひとこと MEMO

外用薬で改善しない場合，漢方薬が有効なことがあります．三物黄芩湯㉑，黄連解毒湯⑮にともに含まれる黄芩は強力に冷やす生薬です．まれですが，間質性肺炎や，特に若い女性に肝機能障害を起こす可能性があります．乾性咳や呼吸困難または，微熱や倦怠感などの症状に要注意です．

三物黄芩湯 ㉑

冷やす生薬ばかり3種類で構成されています．
苦く癖のある薬ですがキレがあり，飲める人には著効することがあります．

黄連解毒湯 ⑮

三物黄芩湯㉑よりさらに冷ます薬で，冷やす生薬ばかり4種類で構成．のぼせてイライラする人に効きます．

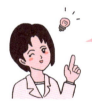

試す価値あり！

▶ ひとこと MEMO

　美容師，調理師など，特に水やお湯を使う職業の人は手湿疹が増悪して手全体が腫れてほてってしまうことがあります．そのような場合や，ひどい手湿疹の人には，夜寝る前にステロイド外用薬を塗布した上から亜鉛華軟膏を塗布したリント布を貼付して寝ていただくと一晩でけっこう回復します．
　保湿が大事なのは言うまでもありません．

足白癬・その他の白癬症・カンジダ症

★★★★★

ファーストチョイス

内服も追加するなら

効果がないとき

▶ ひとこと MEMO

　足，手，体幹などの皮膚にはルリコンクリームまたは軟膏，爪にはルコナックまたはクレナフィン外用液を使用します．重症の爪白癬，深在性真菌症には内服となります．ラミシール内服の場合は定期的な血液検査による肝機能と汎血球減少症，無顆粒球症のチェックが必要です．

圧倒的に西洋薬ですが，西洋薬の副作用で困った時こそ漢方薬の出番です

紫雲膏（しうんこう） 501

紫雲膏（しうんこう）501の紫根の消炎，創傷治癒効果でかぶれにも白癬にも効果があるとされています．

十味敗毒湯（じゅうみはいどくとう） 6 or 消風散（しょうふうさん） 22

ともに保険病名に「水虫」が入っています．

麻杏薏甘湯（まきょうよくかんとう） 78 or 三物黄芩湯（さんもつおうごんとう） 121

麻杏薏甘湯（まきょうよくかんとう）78は頭のふけが多い人の水虫に効くとされています．三物黄芩湯（さんもつおうごんとう）121は手足のほてりと皮膚疾患に効きます．

▶ ひとこと MEMO

抗真菌薬内服，外用は近年新薬が続々と開発されています．

爪の外用液は内服に匹敵するほどの効果がありますが，皮膚炎を起こす率は効能書より高率の印象があります．内服も副作用に要注意で，内服，外用の副作用に困ったとき，漢方薬があると便利です．

老人性乾皮症・皮脂欠乏性皮膚炎

★★★★★

ファーストチョイス

効果がないとき

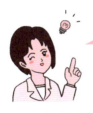

保湿は必須！
漢方薬も合わせておすすめ

▶ ひとこと MEMO

保湿薬の外用，漢方薬内服，入浴，着衣指導などを行います．保湿薬は外用のヘパリン類似物質外用スプレー（という名称の商品，泡より液体がおすすめ）＋ヒルドイドソフトまたはプロペトなど．かゆみが強ければステロイド軟膏のストロング〜ベリーストロングクラスを併用．外用薬を重ねる場合，液体からべたべたしたものを順に重ね塗りします．

当帰飲子 ❽⑥
or 真武湯 ㉚
or 十全大補湯 ㊽

当帰飲子❽⑥は分泌物の少ない慢性湿疹に効きます．真武湯㉚は温める薬の代表．十全大補湯㊽は貧血気味の人に効く薬で，ともに冷えて増悪する湿疹，高齢者の湿疹に有効です．

温清飲 ㊼

温清飲㊼は乾燥した皮疹に効きますが，ファーストチョイスにした3剤よりはやや体力のある人向けです．高血圧にも効きます．

> 日常的な疾患・症状

▶ **ひとことMEMO**

当帰飲子❽⑥，十全大補湯㊽は特に冬に増悪する乾燥した皮膚に効く漢方薬です．両方とも皮膚に潤いをつける四物湯㉛を含んでいます．真武湯㉚ははっきりした発疹がないのにかゆい人に効きます．温清飲㊼も乾燥する皮疹や浅黒く皮膚の艶がない人に有効．口内炎，口角炎にも効きます．

脂漏性角化症（老人性いぼ）

★★★★★

ファーストチョイス

効果がないとき

▶ ひとこと MEMO

いわゆる茶色～黒褐色のシミまたはそれが盛り上がってきたものです．日光角化症，基底細胞がん，有棘細胞がん，悪性黒色腫など皮膚がんとの鑑別が必要です．液体窒素，レーザー（自費）などで治療します．治療後メラニンの再沈着を起こしやすいため，ハイドロキノン（自費）などの併用が効果的です．

桂枝茯苓丸加薏苡仁 ❶㉕

桂枝茯苓丸加薏苡仁❶㉕はシミにもニキビにも効き，女性の味方です（男性にも）．

四物湯 ❼⓵

四物湯❼⓵は艶のない乾いた皮膚や，慢性湿疹に有効です．強い生薬を含まず，長期の投与が可能な血行改善薬です．産後のマタニティブルーにも効くといわれています．

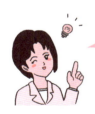

西洋医学 or 自費診療
が優先です．
漢方薬は補助的に

▶ ひとこと MEMO

脂漏性角化症と一番鑑別が難しい日光角化症は，脂漏性角化症に比べてやや赤味を帯びていることが多いのが特徴です．有棘細胞がんの前駆病変と考えられ，ベセルナクリーム外用，液体窒素凝固療法，手術などで治療します．

ほかに基底細胞がん，有棘細胞がん，悪性黒色腫などは見逃してはなりません．

おむつ皮膚炎

★★★★★

ファーストチョイス

効果がないとき

▶ ひとこと MEMO

接触皮膚炎の1種です．検微鏡検査で真菌を除外します．まずは汚れたおむつは早めに取り換えるよう指導します．治療は外用薬が主となります．ファーストチョイスは圧倒的にアズノール軟膏＋亜鉛華軟膏（1：1混合）です，紫雲膏601と亜鉛華軟膏の混合もおススメです．軟便，下痢などが原因になっている場合は漢方薬が有効です．

小建中湯 99
しょうけんちゅうとう

小児の基本薬の1つです．頻尿，多尿，下痢などにも小建中湯99が有効です．おねしょにも有効．

五苓散 17
ごれいさん

こちらも小児の基本薬の1つで，下痢に効きます．妊婦の下痢，むくみなどにも必要があれば使用できます．

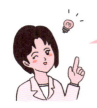

圧倒的に西洋医学優先！

▶ ひとこと MEMO

小建中湯99，五苓散17は味もマイルドで子どもによく処方します．小建中湯99で子どもの胃腸が強くなったことを実感できるとご両親に言われたことがあります．下痢にも便秘にも有効です．五苓散17は水分を調節する漢方薬でむくみやびらんを伴った湿疹に効きます．強い生薬を含まず，お腹にも優しい漢方薬です．

コラム　虫の害

　マダニ刺咬症は虫体がついたまま来院するケースが多く，一見ほくろ様にも見えます．口器を含めて確実に除去する必要があります．私は局所麻酔下，メスで皮膚を一部含めて切りとりますが，マダニ除去用の器具（ティックツイスターなど）も市販されています．ダニが媒介するウイルス感染にも要注意です．

　蜂の毒液中にはアレルギー反応の抗原性物質となる酵素類が含まれていることは有名ですが，スズメバチとアシナガバチの毒には交叉反応性があり，ミツバチの毒には交叉性はないとされています．いずれにせよ2回目以降の蜂刺し事故はアレルギー反応，アナフィラキシーショックに要注意です．

　茶毒蛾による皮膚炎は特徴的な小丘疹の集簇です．接触の物理的刺激によるものではなく，毒針毛の毒液が皮膚に侵入することによる感作性のものであるとされていて，掻爬で皮疹が拡大します．

　蛾は夏と秋に2回成虫になるそうです．その前の幼虫の時期，さらに脱皮した皮が木や草に残っていて風に飛ばされたりすることによって皮膚に付着し，皮膚炎を起こすこともあるようです．茶毒蛾の患者さんが真冬以外の春から秋にかけてと，比較的長い期間に来院されることを不思議に思っていました．植木屋さんである患者さんの話と夏秋優著『虫と皮膚炎』の解説が一致し，納得しました．

（チータム倫代）

水痘（みずぼうそう）

★★★★★

ファーストチョイス

五苓散 ❼

子どもの基本薬，五苓散❼は，水疱を生じる皮膚疾患にも有効です．

> 西洋薬がファーストチョイス．
> 症状がひどい時，補助的に
> 漢方薬を処方します

▶ ひとこと MEMO

　治療はバルトレックスなどの抗ウイルス薬の内服，カチリ外用で行います．下痢や嘔吐を起こしやすい子どもは五苓散❼も追加すると治療がスムーズになります．

　水痘はすべての水疱が痂皮化するまで感染力があるといわれています．

伝染性膿痂疹（とびひ）

★★★★★

> 拡大または繰り返すとびひに

> 効果がないとき

▶ ひとこと MEMO

　セフゾンなどの抗菌薬内服とアクアチム軟膏などの抗菌薬＋亜鉛華軟膏の外用で治療します．長引いたら漢方薬を．とびひの多くは黄色ブドウ球菌の感染です．皮膚がびらんになるため入浴を怖がる保護者がいますが，石鹸を使用した積極的なシャワー洗浄が必要です．ピーク時の見た目はひどいことが多くても，ほぼ瘢痕を残さず治癒します．

補中益気湯 ㊶

虚弱な子どものとびひに，食欲，体力増強を狙って．

五苓散 ⑰

食欲増強，じくじく改善を狙って．

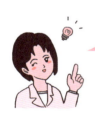

西洋薬が優先です．
治りにくいとびひに
漢方薬も役に立ちます

▶ ひとこと MEMO

とびひは夏に多い疾患で，ある程度拡大していても西洋薬の内服，外用で大半は1〜2週間程度で治癒しますが，なかにはMRSAの感染を伴っていたり，夏バテなど体力が落ちていてとびひを繰り返す子どもがいます．そういう場合は補中益気湯㊶の出番です．とびひのほか，繰り返すヘルペスやインフルエンザ予防にも効果があるとされています．

溶連菌感染症

★★★★★

> ファーストチョイス

> 効果なければ

▶ ひとこと MEMO

鼻唇溝を超えない頬部のびまん性の紅斑(口囲蒼白)，苺状舌など特有の顔貌と全身のざらっとした鮮紅色の小丘疹をみたら咽頭ぬぐい液で迅速診断をします．高熱が出るとされますが，出ないこともあります．溶連菌感染と特定できればペニシリン系またはセフェム系抗菌薬を10日間内服．併せて必要なら漢方薬も．

葛根湯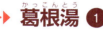

溶連菌感染が咽頭炎，扁桃炎で先行することがあるため，抗菌薬の内服に合わせて葛根湯❶を．

十味敗毒湯 ❻

化膿性，急性皮膚疾患全般に．

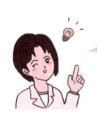

西洋薬がファーストチョイスです．漢方薬は補助的に

▶ ひとこと MEMO

　溶連菌感染症は外来で比較的多くみる疾患です．全身に及ぶ赤い発疹をみたら，まず溶連菌感染症かウイルス性疾患か薬疹などを疑います．溶連菌感染症の診断がついたら，抗菌薬内服で寛解することが多いですが，急性糸球体腎炎の続発に注意が必要です．

口唇炎・口角炎

★★★★★

> ファーストチョイス

> 効果がないとき

▶ ひとこと MEMO

口唇炎は口紅，練り歯磨きなど原因があれば除去．かゆみが強ければ短期間のマイルドクラス以下のステロイド外用薬，アズノール軟膏＋プロペト外用などで治療し，口角炎はビタミン B_2，B_6，B_{12} 内服，アズノール軟膏＋プロペト外用などで治療します．ともに難治なことも多く，その時は漢方薬を追加します．

温経湯 ⓫⓰

冷えのぼせのある人に特に効きます．

四物湯 ㉛

体力が低下し，血行不良，貧血，自律神経異常などがある人に有効です．四物湯㉛は疲労回復作用があるとされています．

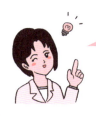

西洋薬では意外に治りにくいので漢方薬が重宝します

▶ ひとこと MEMO

温経湯⓰は口唇の乾燥と手の湿疹に特に有効とされる不思議な漢方薬です．西洋医学的には口唇炎と口角炎は異なりますが，漢方薬はともに効きます．温経湯⓰は粘膜に潤いを与え，便秘や花粉症も改善して魔法の薬といわれたことがあります．温める効果が高く，電気毛布が要らなくなったと喜ばれたケースもあります．

凍瘡（しもやけ）

★★★★★

ファーストチョイス

効果がないとき

**特に手の
しもやけには**

▶ ひとこと MEMO

　しもやけには漢方薬内服，紫雲膏㊿またはユベラ軟膏外用で．紫雲膏㊿は赤紫の独特な色と，含まれているごま油などの独特な香りがあります．特にあかぎれ，しもやけに有効です．30年来の手のあかぎれに著効して，神の薬と喜ばれたケースがあります．

> 漢方薬がかなりおすすめ！
> 西洋薬は補助として処方します

当帰四逆加呉茱萸生姜湯 ㊳
（＋附子末　0.5〜6 g）

温める薬の代表です．特に手足やお腹，腰回りの冷えに効きます．効果が足りない場合は附子末を足します．0.5 g から徐々に増やして，舌のしびれを感じたら上限です．

四物湯 ㋐

疲労気味で，皮膚が乾燥し，色つやがないタイプの人のしもやけに有効です．

温経湯 ⓚ

足にも効きますが，特に手のしもやけに有効とされています．温経湯ⓚは口唇が渇く人によく効きます．

▶ ひとこと MEMO

軽いしもやけなら紫雲膏㋛だけでも有効なことが多いです．ただしその強い赤紫色が靴下など衣類に着色すると落ちにくい場合があります．紫雲膏㋛の保険適用はやけど，痔核のみですが，しもやけには上記漢方薬内服とともにかなりおすすめです．

顔のほてり

★★★★★

ファーストチョイス

やや体力が弱め

▶ ひとこと MEMO

　膠原病，心臓病，肝臓病などが否定的であれば漢方薬が著効することが多いです．明らかな原因がない顔のほてりに有効な西洋内服薬は見当たりません．

　ステロイド外用薬は一時的に赤味を軽減しますが，特に顔へ長期間使用すると酒さ様皮膚炎やニキビ様皮疹を起こす危険性があります．漢方薬なら安全に治療できます．

桂枝茯苓丸 ㉕

顔のほてりに比較的高頻度で効きます．通常は1ヵ月前後かかりますが，処方当日に著効したケースもあります．

当帰芍薬散 ㉓

やや貧血気味で皮膚が白めの人に有効です．疲労感や便秘，肩こりも改善効果があります．元々は不妊症や妊娠中の腹痛に使われた薬です．

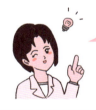

かなり漢方薬をおすすめします

▶ ひとこと MEMO

　40代の女性に桂枝茯苓丸㉕を処方し，顔のほてりに加え，生理不順，下眼瞼のくま，生理前の頭痛も改善して，とても喜ばれました．色白の女性で手足の冷えなどが強い患者さんには当帰芍薬散㉓のほうが効くこともあります．前医で加味逍遙散㉔を1年内服しても改善しなかった女性で，桂枝茯苓丸㉕の2週間の内服で改善したケースもあります．

ジベルばら色粃糠疹

★★★★★

ファーストチョイス

効果なければ

▶ ひとこと MEMO

　ジベルばら色粃糠疹は，見た目が派手なため，受診頻度が高い疾患です．10代～30代くらいの男女で，主に体幹～大腿に発症します．横長で赤く，周囲に鱗屑を伴う皮疹を診たらこの疾患を疑いましょう．自然治癒を待つこともできますが，漢方薬を追加することでやや早期の治癒を見込める可能性があります．

▶ **当帰飲子** ㊆

寒がりの人に.

▶ **温清飲** ㊄

やや暑がりの人に.

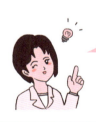

2週間以上改善がみられないとき,漢方薬をおすすめします

> ▶ ひとこと MEMO

　ジベルばら色粃糠疹は,特に治療をしなくても2ヵ月程度以内に自然消退するといわれていますが,なかには拡大して掻爬による色素沈着をしばらく残すケースもあります.漢方薬での改善がみられなかった場合は,抗アレルギー薬の内服,レスタミンコーワクリームやステロイド外用薬を処方します.

帯状疱疹・帯状疱疹後神経痛

★★★★

ファーストチョイス

効果がないとき

▶ ひとこと MEMO

　私は初診時はファムビルまたはバルトレックスまたはアメナリーフなど抗ウイルス薬とロキソニン，セルベックスなどの胃薬，メチコバール，アズノール軟膏を処方します．1週間経過後，神経痛や違和感が残っている場合，桂枝加朮附湯❽とメチコバール．必要があればリリカも追加処方します．

桂枝加朮附湯 ⑱

冷えて痛いという人向けの薬です．麻黄を含まないため胃腸が弱い人でも大丈夫．

麻黄附子細辛湯 ㊿

温める生薬のみで構成されています．虚弱な人の風邪薬ですが，身体を温めて神経痛の回復効果もあります．

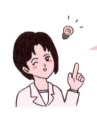

> まずは西洋薬で治療します．
> 神経痛の予防に
> 漢方薬が効果的です

▶ ひとこと MEMO

　数例，桂枝加朮附湯⑱内服でむくみ，ふらつき，動悸，血圧上昇などが生じ，内服を中止した経験がありますが，帯状疱疹後の神経痛が残ったケースはほとんどありません．

　桂枝加朮附湯⑱の内服追加で，整形外科で治療していてずっと治らなかった肩の痛みも同時になくなったと喜ばれた経験があります．

脂漏性皮膚炎

★★★★★

ファーストチョイス

効果がないとき

▶ ひとこと MEMO

　脂漏性皮膚炎は主に髪の生え際，眉付近，鼻唇溝などに多発する赤くて粉を吹いたような湿疹です．マラセチア属真菌感染の関与が考えられていて，働き盛りでやや疲労気味の人に多い印象です．治療はニゾラール軟膏です．赤味，かゆみが強い場合はマイルドクラスのステロイド外用薬（ロコイド軟膏，キンダベート軟膏等）を処方することもあります．

補中益気湯 ㊶

補中益気湯㊶は胃腸の働きを補い元気を増します．抗炎症作用もあります．

柴苓湯 ⑭

急性胃腸炎の薬ですが，慢性の皮膚疾患にも効果があります．ステロイドホルモン様の効果もあるとされています．

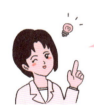

西洋薬がファーストチョイス！漢方薬もあれば役に立つ可能性アリ

▶ ひとこと MEMO

　外用にステロイドを使いすぎると，局所の免疫が抑えられ逆効果です．ニゾラールクリーム単独ではかさつきを助長する場合があり，その際はヒルドイドソフト軟膏を併用します．補中益気湯㊶，柴苓湯⑭はともに柴胡を含み，軽い抗炎症作用，抗ストレス作用などが脂漏性皮膚炎の改善効果を期待できます．

★★★★★

癜風・マラセチア毛包炎

ファーストチョイス

効果がないとき

▶ ひとこと MEMO

脂漏性皮膚炎と同様,マラセチアという真菌が原因の疾患です.特に汗をよくかく人,スポーツをする人などの主に体幹に生じます.白色〜茶色のシミ様のものが癜風で,赤い丘疹〜膿疱がマラセチア毛包炎です.治療はニゾラールクリーム外用などですが,くり返したり,長引くことがあります.

防已黄耆湯 ⑳

汗を抑える効果を期待して．効果が出るまで1ヵ月ほどかかることが多いです．

補中益気湯 ㊶

体力回復効果を期待して．

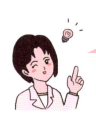

西洋薬が優先ですが長びいた時に漢方薬を処方します

▶ ひとこと MEMO

　重症の場合は，イトリゾール内服も適用ですが，併用禁止薬剤も多く，肝・腎・心機能などへの注意が必要です．重症でなくともくり返したり，長引く場合，漢方薬が役立つこともあります．

| コラム | 冷たいものは飲み過ぎない
体を冷やさない |

　アトピーで体がかゆいときに黄連解毒湯⑮（黄連含有）が有効なことが多々あります．また白虎加人参湯㉞（石膏含有）が有効なこともあります．黄連や石膏は冷やすイメージの生薬で，確かに有効です．そしてアトピーで苦労している方は冷たい飲み物を好む人もいます．しかし，僕は敢えて冷たいものの飲み過ぎは控えるように指導しています．夏の暑い時期のビールを全て控えろというつもりはありません．しかし，あまりにも多量だと体を冷やして，体調不良になると考えています．漢方では「脾胃を建て直せ」とよく言われます．冷たいものを控えて，バランス良く食べることが大切です．現代では炭水化物を取り過ぎです．炭水化物とは主食，甘い物，果物と説明します．アトピー，蕁麻疹，慢性の西洋医学ではよくわからない皮膚疾患などには，ある時期炭水化物を極力控えてもらうことも試します．それで，症状がよくなれば，炭水化物の取り過ぎが原因とは言わないまでも，足を引っ張っていることは明らかです．そのように，よくわからない病状は，患者さんと悪影響を及ぼしている因子を探し出せば良いのです．そんな目的も含めて炭水化物をまず控えるように指導します．僕は完全に控える必要はないと思っています．現代社会ではあまりにもおいしい炭水化物が氾濫しているのです．また肉で悪化する皮膚病もあります．ある種の肉が悪いこともあります．チョコレートが悪役のこともあります．いろいろと不思議な経験をしますね．

（新見）

単純疱疹（ヘルペス）

★★★★★

ファーストチョイス

補中益気湯 ㊶

補中益気湯㊶で再発をなくすことは難しいですが，内服することで再発頻度を減らすことができます．ついでに風邪もひきにくくなったと喜ばれた方もいらっしゃいます．

> まずは西洋薬で治療．
> 短い期間でくり返す場合
> 漢方薬があると便利です

▶ ひとこと MEMO

単純ヘルペスウイルスは，HSV-1と2の2型があり，ともに初感染後，多くは知覚神経節内に潜伏感染します．そして免疫力低下時などに発症します．治療はバルトレックスなどの抗ウイルス薬内服またはアラセナ軟膏などの外用ですが，漢方薬が発症予防に役立つこともあります．

下肢静脈瘤の症状

★★★★★

ファーストチョイス

効果がないとき

▶ ひとこと MEMO

　下肢静脈瘤が外科治療の適応ではない場合,弾性ストッキングによる予防と併用して漢方薬が有効です.漢方薬は大きく分けると,「気持ちの改善」,「血のめぐりの改善」,「水バランスの改善」に効果があるとされています.静脈瘤の直接の原因は静脈内の逆流防止弁の不具合ですが,この漠然とした血のめぐりの効果が存外な有効性をもたらします.

当帰芍薬散 23 or 加味逍遙散 24

ともに滞った血流を改善させる薬です．当帰芍薬散23のほうがやや冷えが強いタイプの人に有効です．

当帰建中湯 123

やはり血流改善の薬で，特に下半身の静脈瘤，痔，月経痛などに有効です．

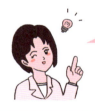

漢方薬がかなりおすすめ

▶ ひとことMEMO

当帰芍薬散23は強い生薬を含まず，穏やかなくせのない薬です．私自身もこれか五苓散17を愛用しています．私が漢方にはまるきっかけにもなった薬で，内服直後から冷え，むくみ感が改善しました．職員のうち，2人が服用し，ともに効果がでました．私には甘く感じますが，苦いといわれる患者さんもいます．

肝斑

★★★★★

> ファーストチョイス

> 効果がないとき

▶ ひとこと MEMO

肝斑の原因は遺伝,ホルモン,紫外線などが関与すると考えらえています.妊娠中期に出現したものは出産でほぼ消退します.治療は主に美白外用剤(ハイドロキノンなど),トランサミン,ビタミンC内服などです.近年肝斑に効果があるレーザー(自費)が開発されていますが,選択を誤るとかえって濃くなる可能性があり注意を要します.

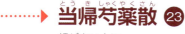
当帰芍薬散 ㉓
顔が白い人に．

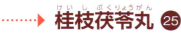
桂枝茯苓丸 ㉕
顔が赤い人に．

> 自費治療がファーストチョイス
> 漢方は補助的に処方します

▶ ひとこと MEMO

　肝斑にはトランサミン内服が有効ですが，トランサミンは止血剤でもあるため，喫煙者などへの長期投与は血栓形成をする可能性があるので注意する必要があります．

　漢方薬の内服は，患者さんによっては著効とまではいかなくても意外と効果がある場合があります．

> **コラム** 3食食べる．1食抜いても
> 大丈夫な体を作る

　食生活が不規則な人に，正しく食事をするように指導すると，慢性の皮膚疾患が軽快することが多々あります．特に朝ご飯は大切と思っています．朝食べずに体が冷えてスイッチが入らず，そのために不調な人は少なくありません．ところが，体を鍛えると1食ぐらい抜いても平気になります．つまり，貯えた脂肪を燃やせるようになるのです．健康のために1食がいいとか，3食がいいとかよく議論されます．僕の理解は健康な人は1食でもやっていけるのです．つまり貯えた脂肪を燃やせるシステムがあるので，1日の使用エネルギーをどこでいつ補っても問題ありません．ところが，脂肪を燃やすことに不慣れな人は，食事を抜くと体調不良になります．漢方で実証といわれる人は，何でも速く，何でも我慢できます．つまり実証の人は歩くのも，食べるのも速い．そして暑いのも，寒いのも，少々の食べ過ぎも，少々の飢餓もへっちゃらです．一方，虚証の人は，その反対です．実証の体は，多くは筋肉量に比例します．ですから，適切な有酸素運動が大切なのです．時間に余裕があればジムに通うことも大賛成です．水泳もお勧めします．そんな時間もない人には毎日30分以上歩くように指導しています．体は歳を取ると，また心も体も不調になると丸まってきます．ですから，敢えて伸ばすことが必要です．立っていても，座っていても，伸びる動作をしましょう．少なくとも1時間毎に．そして深呼吸も大切です．不調な人で呼吸がゆっくりな人はまれです．体調が良くなると呼吸回数は少なくなります．

〈新見〉

★★★★★

粉瘤

炎症性粉瘤に

十味敗毒湯（じゅうみはいどくとう）⑥　3包
＋排膿散及湯（はいのうさんきゅうとう）(122)　1包

炎症を起こしていないものは希望があれば摘出による根治手術．炎症性のものは初期なら抗菌薬＋消炎薬内服（＋漢方薬），炎症が進んでいたら応急的に切開排膿と漢方薬．

圧倒的に西洋医学が優先です

▶ ひとこと MEMO

炎症性粉瘤は，赤味の範囲，腫れの大きさ，硬さで切開のタイミングを決めます．私の大体の基準は，赤味が３分の１以下，触診で固ければまずは保存的に．赤味が３分の１以上もしくは一部白変，触診で軟らかければ即日切開排膿の適応です．腫れが大きい場合も切開排膿．切開排膿だけでは上皮成分が残るため，再発の可能性を説明する必要があります．

★★★★★

子どものアトピー性皮膚炎

ファーストチョイス

虚弱な小児

▶ ひとこと MEMO

　乳児期発症のアトピー性皮膚炎で特に3歳くらいまでは食事の影響を比較的受けやすいとされています．近年，医師の管理下で食事の減感作療法による免疫寛容を期待する治療も行われています．しかし，皮膚表面に付着する抗原に対しての免疫寛容は難しいとされています．保湿などによりしっかり皮膚のバリアを作り，皮膚を清潔に保つことが大事です．

治頭瘡一方 (59)

強いかゆみで夜中掻きむしってびらん，痂皮を形成する人に．大人でも効きますが，特に子どもに有効です．

黄耆建中湯 (98)

おいしい薬です．汗かきの虚弱な小児に．

▶ ひとことMEMO

漢方薬は苦くて飲みにくいという先入観を持っている患者さんをしばしば見かけます．しかし，漢方薬の中には甘いものや，人によってはおいしいと感じるものも多数あります．特に子どもは正直ですので，自分に合っている漢方薬は飲んでくれることが多いです．まずはトライしてみるところから始めましょう．

アトピー性皮膚炎：1

★★★★★

> 胃腸が強く体力が
> あるタイプの人

> 飲めなかったら

> 胃腸が弱く虚弱で冬に
> 増悪するタイプには

▶ ひとこと MEMO

ひとえにアトピー性皮膚炎といっても小児から中高年者まで年齢や，個人の体力，体質の差によって様々です．急性疾患に比べ，よりオーダーメイド的治療が求められます．治療は外用薬，保湿薬，内服の抗アレルギー薬を中心に漢方薬で補完して治りにくい症状に対応します．ステロイド外用薬を休止して保湿薬外用だけで維持できる可能性も上がります．

西洋薬は必ず，漢方薬も併用が強くおすすめです

黄連解毒湯（おうれんげどくとう）⑮

強力に冷ます薬です．局所の発赤，熱感，腫脹が強い場合に特に有効です．

温清飲（うんせいいん）(57)

黄連解毒湯（おうれんげどくとう）⑮に四物湯（しもつとう）(71)を加えて少しマイルドにしたような薬です．赤くて乾燥が強い場合に特に有効です．

当帰飲子（とうきいんし）(86)

温清飲（うんせいいん）(57)とは違い，赤味や熱感がなくて枯れた感じの皮疹に有効です．

難治なよくある疾患・症状

▶ ひとことMEMO

外用薬は，アンテベート軟膏＋亜鉛華軟膏混合（体幹，四肢），ロコイド軟膏＋ヒルドイドソフト軟膏混合（顔，頸，陰部など），プロトピック軟膏（顔，頸など）など。

保湿薬は，ヘパリン類似物質外用スプレー，ヒルドイドローション，ヒルドイドソフト軟膏，プロペトなど。

★★★★★

アトピー性皮膚炎：2

> じくじくが強くて
> 夏に増悪するタイプに

> 喉が渇きやすく夏に
> 増悪するタイプに

> 顔の暗赤色が目立つ
> アトピーに

▶ ひとこと MEMO

漢方薬は構成する生薬の数が少ないほど即効性があり，多いほど効くまでに時間がかかります．5つの生薬で構成される桂枝茯苓丸㉕は比較的キレがいい薬で，46歳のアトピー性皮膚炎の女性には内服当日からかゆみがスーッと改善し，外用がほとんどいらなくなったと喜ばれました．

> 西洋薬は必須，漢方併用を強くおすすめします

消風散 ㉒
分泌物が多く，慢性のかゆみの強い湿疹に．

白虎加人参湯 ㉞
熱感がある湿疹で口も喉も渇きやすい人に．疲れやすい人は効くと元気が出てきます．

桂枝茯苓丸 ㉕
冷えのぼせの人に．男女問わずいらいらしやすい人にも有効です．

▶ ひとことMEMO

桂枝茯苓丸㉕や温清飲㊺は実はかゆみ止めではなく，主に更年期障害などに処方します．白虎加人参湯㉞もかゆみ止めではなく，体のほてりに効く薬です．女性ホルモン剤や消炎剤にはほとんど止痒効果はありませんね．西洋薬の症状対効果はほぼ1対1対応ですが，漢方薬は身体のバランスを中庸に近づけ予想外の効果をもたらすことがあります．

蕁麻疹

★★★★★

ファーストチョイス

効果がないとき その他いろいろ

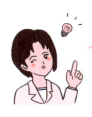

西洋薬が基本です．
慢性蕁麻疹には
漢方薬もトライ！

▶ ひとこと MEMO

　抗アレルギー薬の内服，外用が基本です．漢方は治りにくいときの切り札です．アレルギーの原因は多様で特定できないことが多いですが，原因が明らかな場合はそれを除去します．急性蕁麻疹はショックに注意．数分～数時間で消退し，再び出現する蕁麻疹には，抗アレルギー薬内服，外用にはレスタミンクリームなどを処方します．

消風散 ㉒，茵蔯五苓散 ⑰

消風散㉒は蕁麻疹の基本薬とされています．ともに口渇のある人により効果を発揮します．時に悪心，頭痛，めまいなど二日酔い様症状を伴う場合，茵蔯五苓散⑰が有効です．

香蘇散 ⑳
or　葛根湯 ❶
or　茵蔯蒿湯 ⑬⑤
or　大柴胡湯 ❽

葛根湯❶には麻黄が含まれ，茵蔯蒿湯⑬⑤と大柴胡湯❽には大黄が含まれるので，香蘇散⑳よりはがっちりタイプ向けとなります．

▶ ひとことMEMO

1ヵ月以上続く場合を慢性蕁麻疹といいますが，慢性蕁麻疹は難治です．治療に困ったときに，漢方薬が軽快のきっかけになることがあります．蕁麻疹に有効な漢方薬の中には風邪薬である香蘇散⑳や葛根湯❶も，それぞれ香蘇散⑳は虚弱な人，葛根湯❶はやや体力がある人の蕁麻疹に有効です．

多汗症

★★★★★

色白さんのファーストチョイス

体力のある人のファーストチョイス

夏バテしやすい人に

ストレスで多汗になる人

▶ ひとこと MEMO

　ダイレクトに効果があるのは塩化アルミニウム水溶液（10〜20％）外用です（自費）．塩化アルミニウム水溶液は，塩化アルミニウム（Ⅲ）六水和物を精製水で溶かすだけで容易に作成できます．多汗症に効く西洋薬の内服薬は見当たりませんが，漢方薬は水バランスを中庸に導く作用があり，効果が期待できます．

> 圧倒的に漢方薬と自費の塩化アルミニウム水溶液です

防已黄耆湯 ❷⓪

色白，ぽっちゃり，夏ばてしやすい人．あまり喉が渇かない人に．

越婢加朮湯 ❷❽

かなり体力がある人．喉が渇きやすく，水をごくごく飲む人に．

五苓散 ❶❼，柴苓湯 ❶❶❹

夏バテしやすく，喉も渇きやすい人に．

桂枝加竜骨牡蛎湯 ❷❻

男性不妊にも有効といわれています．

難治なよくある疾患・症状

▶ ひとこと MEMO

防已黄耆湯❷⓪は疲れやすく，水太りタイプ＋多汗で，下肢のむくみもあると効果的です．越婢加朮湯❷❽は多汗と下肢のむくみに効果的ですが，麻黄を６ｇ含んでおり，かなり胃腸が強く体力がある人向けです．五苓散❶❼，柴苓湯❶❶❹は，多汗よりはむくみに効く印象があります．桂枝加竜骨牡蛎湯❷❻は虚弱で神経質な人がストレスで多汗になる場合に有効です．

毛孔性苔癬

★★★★★

敢えて選べば

さらに敢えて選べば

▶ ひとこと MEMO

小児期に発症，思春期頃症状が強くなる両上腕伸側，頬の外側，大腿外側などの毛孔に沿ったざらつきです．遺伝的素因が指摘されています．通常中高年で自然消退します．治療には尿素軟膏（パスタロンソフト 20％軟膏），ザーネ軟膏，オキサロール軟膏などを処方．尿素外用薬は皮膚の角質を溶解して滑らかにする特徴上バリアを下げる可能性があります．

当帰飲子 ㊆

乾燥した赤味のない皮疹に効きます.

葛根湯 ❶

葛根湯❶は上半身の炎症,神経痛などへの効果が有名ですが,大塚敬節先生が毛孔性苔癬の著効例を書かれています.

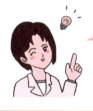

保湿薬にプラスαで漢方薬も選択肢となります

▶ ひとこと MEMO

毛孔性苔癬はステロイド外用薬などの積極的な治療をするには症状が軽微であり,保湿薬のみでは治りにくいというやっかいな疾患です.漢方薬が効けば,患者さんも医師もともに happy になれると思います.

寒冷蕁麻疹

★★★★★

ファーストチョイス

効果がなければ

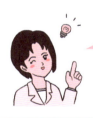

西洋医学では難しいので漢方がおすすめです

▶ ひとこと MEMO

寒冷蕁麻疹は皮膚の急激な温度変化で生じます．まずはその状況を可能な限り避けることが大事です．

真武湯㉚は水のバランスを整えて温める効果があり，蕁麻疹の他，胃腸，心機能，神経衰弱などを改善する効果もあり，高齢者の万能薬ともいわれます．

▶ **真武湯 ㉚**

真武湯㉚は身体を温める漢方薬の代表で，体力のない人の葛根湯❶と言われています．

▶ **温清飲 ㊸**

かゆみを抑える効果があります．

or 当帰芍薬散 ㉓

特に冷え症の女性の蕁麻疹に有効です．

難治な疾患・症状

▶ **ひとこと MEMO**

温清飲㊸は，冷やす薬の代表である黄連解毒湯⓯と温める薬の代表である四物湯㋹を合わせた不思議な薬です．生薬の配合は冷ます薬のほうが多いですが，合わせると温める作用になります．

当帰芍薬散㉓は言わずと知れた冷え性の女性の不定愁訴に対する万能薬で，蕁麻疹のみならず倦怠感，頭痛，肩こりなどにも有効です．

痒疹

★★★★★

ファーストチョイス

効果がないとき

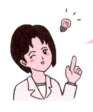

西洋医学が優先！
漢方薬は補助的に
使用します

▶ ひとこと MEMO

虫刺様丘疹から慢性化し，結節化して容易に消退しなくなったものを特に結節性痒疹といい，治療に難渋することが多いです．抗アレルギー薬内服，ステロイド外用，液体窒素による冷凍凝固などと併用して漢方薬を処方します．重症の場合はステロイド内服も選択肢の1つです．

▶ 十味敗毒湯 ❻
or 当帰飲子 ㊹

十味敗毒湯❻は虫刺されの跡がいつまでも治らないときに効くといわれています．
当帰飲子㊹は乾いた慢性の皮疹に効きます．

▶ 黄連解毒湯 ⓯

強い止痒作用があります．

or 牛車腎気丸 ⑩⑦
or 六味丸 ㊸

ともに下肢の万能薬ですが，牛車腎気丸⑩⑦は高齢者に，六味丸㊸は若年者に効果があるとされています．

▶ ひとこと MEMO

　慢性痒疹，結節性痒疹は治療に時間がかかることが多いです．漢方薬でははっきり言って力不足を否めません．敢えて選べば十味敗毒湯❻．さらに全身の掻痒に効く当帰飲子㊹，黄連解毒湯⓯の他，牛車腎気丸⑩⑦，六味丸㊸，に加えて八味地黄丸❼などは湿疹，頻尿，下肢痛などを含め，特に下半身の疾患全般に効く漢方薬です．上半身には葛根湯❶です．

うっ滞性皮膚炎

★★★★★

ファーストチョイス

効果がないとき

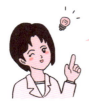

圧倒的に漢方薬を
おススメします

▶ ひとこと MEMO

　長時間の立位回避，弾性靴下着用指導などとともに漢方薬の出番です．漢方薬内服で，外用薬なしでも軽快した症例を経験しましたが，炎症が強い場合はステロイド軟膏またはアズノール軟膏＋亜鉛華軟膏（1：1混合），色素沈着が強い場合はヒルドイドソフト軟膏を併用します．

桂枝茯苓丸 ㉕

赤黒く色素沈着した硬めの皮膚に効く漢方薬です．冷えのぼせがある人に特に有効です．

当帰建中湯 (123)
or　温清飲 (57)

当帰建中湯(123)はやや体力がなく疲労しやすい人向き．月経痛や不妊にも効きます．温清飲(57)は体力中等度，皮膚に艶がなく乾燥が強い人向きです．どちらも血流が悪いことで生じる皮膚炎に有効です．

▶ ひとこと MEMO

桂枝茯苓丸㉕は，特に顔や上半身にカーッと血が上るタイプに有効ですが，下肢のうっ滞性皮膚炎にもよく効きます．

78 歳の男性で，両下肢のうっ滞性皮膚炎を 20 年以上大学病院で治療を続けるも改善せず，半ばあきらめて当院を受診．桂枝茯苓丸㉕を 3 ヵ月内服して著効し，とても喜ばれたケースを経験しました．

酒さ・酒さ様皮膚炎：1

★★★★★

ファーストチョイス

暑がりタイプ

▶ ひとこと MEMO

酒さはなかなか治療困難です．内服，外用で治療します．原因不明の酒さ，長期にわたるステロイド外用の副作用が原因の酒さ様皮膚炎があります．内服は抗菌薬，抗アレルギー薬，漢方薬が中心です．膿疱を伴う場合，多くは無菌性ではありますが，ミノマイシンなどの抗菌薬が効くこともあります．抗菌薬内服はできるだけ短期間とします．

桂枝茯苓丸 ㉕

キレのある抗炎症,排膿効果を持つ薬です.

黄連解毒湯 ⑮

消炎,解熱効果の高い薬です.暑がりの人に効果的です.

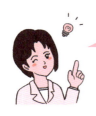

西洋薬だけでは
治療に難渋するため
漢方薬があると便利です

▶ ひとことMEMO

　外用薬はニキビの治療薬や亜鉛華軟膏＋アズノール軟膏,スタデルムクリーム,コンベッククリームなどです.
　ステロイド外用に伴う酒さ様皮膚炎はステロイド外用を漸減し,最終的に中止し,上記軟膏に徐々に変えます.内服,外用を試行錯誤し,最終的に1年ほどかかり桂枝茯苓丸㉕とコンベッククリームで寛解となったケースの経験があります.

酒さ・酒さ様皮膚炎：2

★★★★

便秘タイプ

神経質なタイプ

▶ ひとこと MEMO

　便秘は肌荒れ，ニキビなどに悪影響を及ぼすことが多いです．酒さの人も比較的便秘が多い傾向があります．そんな人には西洋薬の便秘薬でもよいのですが，漢方薬には体質に合わせてマイルドなものから強力なものまでバリエーションが豊富です．桃核承気湯❻は体力がある人向けの強力な便秘薬であり，便秘の改善に伴って酒さも改善する可能性があります．

桃核承気湯 ❻❶

体力があり，のぼせて顔が赤くなる人に効くことがあります．強力な便秘薬．

四逆散 ❸❺

神経質なタイプ，イライラ，熱感に効きます．生理前に増悪する人に効くことがあります．便秘でないことが条件です．

難治な疾患・症状

▶ ひとこと MEMO

　桂枝茯苓丸❷❺，黄連解毒湯❶❺は，やや便秘気味の人の酒さ・酒さ様皮膚炎に効く薬です．一方，便秘のない人の酒さ，酒さ様皮膚炎には四逆散❸❺が効くことがあります．四逆散❸❺はもともとは胃炎や胆囊炎，気管支炎などの薬です．

膿皮症

★★★★★

> ファーストチョイス

> 効果なければ

▶ ひとこと MEMO

　膿皮症は，広い意味ではニキビ，毛包炎，粉瘤，爪囲炎，とびひ，丹毒，蜂窩織炎なども含めますが，主に臀部などに生じる慢性膿皮症は特に難治です．

　ある程度早期では漢方薬も効果を見込めますが，進行すると根治には手術が必要になる場合が多くなります．

排膿散及湯 (122)

苦味，甘味ともに強い味の濃い薬です．卵黄と一緒に飲むと味がマイルドになります．漢方薬をおいしく飲ませるレシピは，「フローチャートこども漢方薬」をご参照下さい．

十味敗毒湯 ⑥

華岡青洲が創った薬です．
皮膚科的万能薬とも言えますが，効果が全く感じられないこともあります．

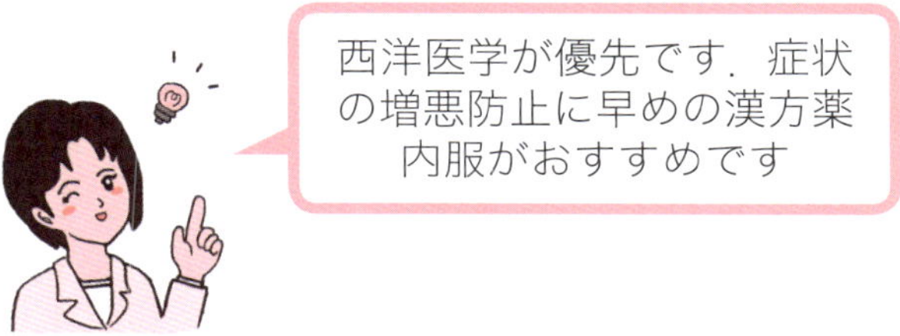
西洋医学が優先です．症状の増悪防止に早めの漢方薬内服がおすすめです

▶ひとことMEMO

排膿散及湯(122)は甘草を3g含むため，血圧，血中カリウム値に注意する必要があります．単独での使用もできますが，むしろ十味敗毒湯⑥，または清上防風湯(58)，または荊芥連翹湯㊿3包＋排膿散及湯(122)1包などと，排膿散及湯(122)少量を他剤に組み合わせて処方すると相乗効果が期待できるといわれます．

リンパ浮腫（むくみ）

★★★★★

ファーストチョイス

効果がないとき

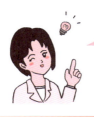

原因不明の下肢のむくみに漢方薬がおすすめです

▶ ひとこと MEMO

　乳がん，子宮がんの術後のリンパ節郭清後などの閉塞性のリンパ浮腫は漢方薬での治療は困難と言わざるをえません．
　炎症性のリンパ浮腫などで抗菌薬などと漢方薬を併用したり，原因不明のむくみは，漢方薬治療が著効する場合があります．

五ご令れい散さん ❼, 当とう帰き芍しゃく薬やく散さん ㉓

五令散❼は水バランス改善，当帰芍薬散㉓は血のめぐりを改善する薬です．ともに主として冷え，疲労からくるむくみを改善しますが，妊婦のむくみにも使用できます．

防ぼう已い黄おう耆ぎ湯とう ⑳

水太りのような柔らかめのむくみに．

or 柴さい苓れい湯とう �114

炎症を伴うような硬めのむくみに．また，透析患者さんでむくむ人にも使用できます．

or 越えっ婢ぴ加か朮じゅつ湯とう ㉘

胃腸の強い人の下肢のむくみに．

> 難治な疾患・症状

▶ ひとこと MEMO

　原因が明らかでない数十年来の両下肢のむくみの患者さんに五苓散❼が著効した例が数例あります．防已黄耆湯⑳は色白でポッチャリ型の人向きです．

　越婢加朮湯㉘は麻ま黄おう 6 g を含み，かなり胃腸が丈夫な人向きの薬です．即効性がありますが，体力のない人に処方すると下痢や動悸などの副作用が出る場合があり要注意です．

掌蹠膿疱症

★★★★★

ファーストチョイス

効果がないとき

手足が冷える人に

手足の汗をかきやすい人に

▶ ひとこと MEMO

掌蹠膿疱症は治療に難渋します．約10％に骨関節炎を合併します．抗アレルギー薬の内服，ステロイド軟膏，オキサロール軟膏，保湿薬などの外用薬を併用します．そのほかミノマイシンなどの抗菌薬の内服，紫外線照射，免疫抑制剤療法，歯科金属除去，扁桃腺摘出術などもあります．

> 西洋薬が優先です

三物黄芩湯 (121)

手足のほてり，強いかゆみを改善します．水虫にも効くとされています．

黄連解毒湯 (15)

胃腸薬でもあり，精神安定効果もある薬で，強い止痒効果があります．

桂枝茯苓丸加薏苡仁 (125)

暗赤色の掌蹠膿疱症に有効です．

荊芥連翹湯 (50)

経過が長い人，皮膚感覚が敏感な人，扁桃炎などを持っている人などに有効です．効果が出るまでに半年ほどかかることがあります．

▶ ひとこと MEMO

　私は免疫抑制薬，紫外線などの治療は現在行っていませんが，漢方薬が期待以上の効果を発揮し，日常生活に困らない程度にコントロールできているケースを複数経験しています．桂枝茯苓丸加薏苡仁(125)は桂枝茯苓丸(25)の血流改善，消炎などの作用に薏苡仁の排膿，水腫の改善などの作用が加わり，ニキビ，シミ，手足の荒れに有効という不思議な薬です．

乾癬

★★★★★

ファーストチョイス

効果がないとき

西洋薬優先です.
漢方薬も思わぬ効果を
発揮することがあります

▶ ひとこと MEMO

軽度な場合,抗アレルギー薬(アレグラ,デュアック,デザレックスなど)内服,ステロイド軟膏,活性型ビタミンD_3軟膏,その混合剤軟膏などで対応します.重度では紫外線療法,免疫抑制剤療法,生物学的製剤療法などが必要になることがあります.全身に病変が及ぶような乾癬でも漢方薬が有効なこともあります.

当帰飲子 (86)

寒がりの人に.

温清飲 (57)

暑がりの人に.

or　黄連解毒湯 ⑮

かなり暑がりの人に.

or　桃核承気湯 (61)

のぼせやすく，便秘がちな人に.

▶ ひとこと MEMO

乾癬は治療に難渋することが多く，寛解増悪を繰り返す疾患ですが，大学病院の治療で寛解しなかったにもかかわらず，当帰飲子(86)または黄連解毒湯⑮の内服と活性型ビタミンD_3軟膏，たまにステロイド軟膏のみでほぼ寛解状態が継続している患者さんが複数いらっしゃいます．治療をあきらめないことが肝心です．

白斑症

★★★★★

敢えて選べば

ストレスで増悪するとき

▶ ひとこと MEMO

加味逍遙散㉔は当帰芍薬散㉓，桂枝茯苓丸㉕とともに女性に効く3大漢方薬です．体力は弱い方から当帰芍薬散㉓，加味逍遙散㉔，桂枝茯苓丸㉕の順です．特に加味逍遙散㉔と桂枝茯苓丸㉕は精神安定効果が高いとされています．男女問わず，加味逍遙散㉔は外来で毎回訴えが違う人，桂枝茯苓丸㉕は毎回同じ訴えを繰り返す人に効くといわれています．

十全大補湯 ㊽

白斑症は西洋医学的にはメラノサイトの破壊消失で，自己免疫障害の可能性が疑われています．十全大補湯㊽は免疫調節作用があるとされ，他に改善の策がない場合に．

加味逍遙散 ㉔

白斑症に自律神経安定薬が有効な場合があります．やはり他の治療で改善がみられなかった場合に．

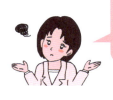

治療が難しいですがあきらめないで！

▶ ひとこと MEMO

　白斑症も難治な疾患です．治療法としては主にステロイド軟膏（アンテベート軟膏など），ドボネックス軟膏，プロトピック軟膏の外用，紫外線療法，植皮手術などありますが，どの治療法も一長一短あります．長引いた場合には副作用が見過ごせない場合もあります．

コラム 6時間は寝る．決まった時間に起きる．朝日を浴びる

　毎日6時間は寝る．そして特に深夜の1時から3時は寝る．これもマストではありません．深夜勤務の人は当然にできません．でも，できるかぎりそうするのです．6時間という数字は多くの人に当てはまる数字ですが，実は4時間半でもいい人もいれば，7時間半が快適な人もいます．多くは1時間半の倍数と思っています．ノンレムとレムの周期が90分だからと説明されますが，大切なことは本人の体感です．自分が寝不足と思えば，それを是正することが実は慢性皮膚疾患にも大切な養生と思っています．決まった時間に起きることもまた大切です．不規則な生活で皮膚が荒れる人，アトピーが悪化する人は少なからずいます．休みだからといって，寝過ぎる人がいます．たまに寝過ぎをエンジョイすることを否定しません．しかし，基本的には決まった時間のプラスマイナス1時間前後で起きることを，できる限り実行したほうが，皮膚疾患は良いことが多いと体感しています．不思議なことに朝日を浴びるように指導すると快適なリズムになる人が多いです．体内時計がリセットされるとか，ビタミンDの代謝に太陽が必要だとかも言われますが，朝日を浴びた爽快感を大切に，1日をスタートすることがいいのではと勝手に解釈しています．

天疱瘡・類天疱瘡

★★★★★

敢えて選べば

柴苓湯 ⑭

柴苓湯⑭のステロイドホルモン様効果を期待しますが，入院または総合病院での治療をお勧めします．

難治な疾患・症状

> 圧倒的に西洋薬治療優先！

▶ ひとこと MEMO

　水疱をつくる皮膚疾患は案外限られています．通常の皮膚科クリニックで見るものは，虫刺され，やけど，水痘，単純疱疹，帯状疱疹，薬疹くらいだと思います．それらの疾患を除外した場合の水疱症は，天疱瘡などまれな疾患もしくは重症の場合がありますので要注意です．

コラム 漢方薬を好きになる！

　漢方薬を好きになる秘訣は2つあります．1つ目はともあれ自分で服用してみることです．少しでも効果を感じたらまた次を試してみたくなります．

　私は冷えと疲労感で当帰芍薬散㉓を服用してみました．内服翌日には早速，身体がなんとなく温まり，疲労感軽減の感じがしました．実際なんとなくという程度でしたが，現実問題として困っていましたし，薬などで改善するものでもないだろうと思っていました．

　このわずかな効果が漢方薬にはまるきっかけになりました．

　2つ目は，著効例を経験することです．外用と併用などして多少の効果を感じられる程度のことも多い中，少数のまさしく著効例があります．

　即効するもの，しばらく内服を続けることにより効果が出るものなど様々ですが，「へ〜．漢方薬って意外にもこんなに効くんだ！」と実感できたら，患者さんも医師も漢方薬に魅了されることになります．

　私が特に著効を経験したのは，桂枝茯苓丸㉕，五苓散⓱，半夏白朮天麻湯㊲のほか，3〜4種類くらいです．

　漢方薬は効けば患者さんが飲み続けて下さるし，効かなければ飲みません．また，効いて身体に薬が必要なくなると飲み忘れたりするようになります．患者さんが教えてくださるのです．

　こんなゆるさ，率直さも漢方薬の楽しいところです．皆さまも，是非，まずは自分で服用して下さい．そして，是非処方してみて下さい！

（チータム倫代）

薬疹

> **長びく薬疹**

十味敗毒湯 ❻
（じゅうみはいどくとう）

薬疹を疑った場合，必要な薬剤以外全てを速やかに中止し，数日経過をみるか，抗アレルギー薬もしくはステロイドの内服，外用で治療します．重篤な場合は入院治療．急性期には漢方薬の出番はありません．

> 急性期に
> 漢方の出番は
> ありません

▶ ひとこと MEMO

　薬疹は様々な薬剤で起こります．なおかつ，皮疹の形態も決まっておらず，様々な様相を呈します．薬剤投与から数分〜数時間で発症するものもあれば，1ヵ月以上〜数年かかって発症するものもあります．原因薬剤が特定，除去できれば軽快することが多いです．長びいた場合に限り，十味敗毒湯❻が治療の選択肢になります．

円形脱毛症：1

★★★★★

ファーストチョイス

効果がなければ

その他

▶ ひとこと MEMO

脱毛の病因は毛包組織に対する自己免疫疾患と考えられ，遺伝的要素もあるとされていますが，明らかな誘因がないことも多いです．ストレスとの関与は証明はされていませんが臨床的には否定できません．単発型脱毛の治療はステロイド（アンテベートローション等）やフロジン液外用，セファランチンや漢方薬内服，液体窒素凝固療法，自然治癒などです．

西洋医学優先です．
漢方薬は補助的に

当帰飲子（とうきいんし） 86

慢性湿疹の薬ですが，当帰飲子86独特の構成生薬の何首烏（かしゅう）に育毛効果があるとされています．

十全大補湯（じゅうぜんたいほとう） 48

気長に体質改善を期待して．

桂枝加竜骨牡蛎湯（けいしかりゅうこつぼれいとう） 26 or 柴胡加竜骨牡蛎湯（さいこかりゅうこつぼれいとう） 12

桂枝加竜骨牡蛎湯26は弱々しくてストレスに弱い人に．柴胡加竜骨牡蛎湯12はがっちりタイプでイライラしやすい人に．

その他

▶ ひとことMEMO

一方，多発型脱毛，全頭型脱毛は治療に難渋します．このようなケースはステロイド局所注射，局所免疫療法，ステロイド内服などがファーストチョイスであり，まずは総合病院を紹介します．ただ，この場合副作用も考慮せねばならず，治療を途中で諦めてしまう患者さんもいらっしゃいます．このようなケースでもダメもとで漢方薬が一助になります．

★★★★★

円形脱毛症：2

女性だったら

男性だったら

▶ ひとこと MEMO

　円形脱毛以外にも，男性は AGA，女性も年齢による脱毛は悩みの種です．男性型脱毛は遺伝と男性ホルモンが関与し，全年齢平均の 30％ とされています．女性も更年期をきっかけに多発します．効果が証明されている自費治療は男性型ではフェナステリド内服と市販のリアップ外用，女性型ではリアップがあります．

加味逍遙散 ㉔

ストレスを感じやすい女性や更年期障害の特効薬．

半夏白朮天麻湯 ㊲

男性型更年期障害の特効薬．中高年の男性患者さんで，頭髪も髭も濃くなったと喜ばれた経験があります．

▶ ひとこと MEMO

そのほかに効果が証明されているものは，LED，低出力レーザー，もしくはニゾラール外用等もあります．しかしいずれも自費診療で，相応の費用がかかります．女性型脱毛に関しては，思いのほか漢方薬やセファランチン内服，フロジン液やアンテベートローション外用などを組み合わせて有効なケースも経験しています．

多形滲出性紅斑

★★★★★

ファーストチョイス

効果がないとき

▶ ひとこと MEMO

　原因が明らかな場合はその除去，薬剤が原因と考えられる場合はまずその中止を．治療は抗アレルギー薬またはステロイド内服薬，ステロイド外用薬で．軽症な場合は漢方薬も有効な場合があります．

十味敗毒湯 ❻
じゅうみはいどくとう

水分調節作用があり,比較的即効します.赤い丘疹や化膿傾向のある丘疹に効きます.

消風散 ㉒
しょうふうさん

湿潤,乾燥など多様性のある皮疹に有効です.
特に夏に増悪する皮疹に有効です.

その他

▶ ひとこと MEMO

多形滲出性紅斑が重症の場合,スティーブンス・ジョンソン症候群や中毒性表皮壊死症(TEN)に移行する場合があります.口唇,口腔内や眼の粘膜に浮腫やびらんが見られたら重症化するサインです.この場合,入院治療を優先します.

★★★★

手足のほてり

暑がりタイプ

冷えタイプ

▶ ひとこと MEMO

　手掌の赤味の原因は血中エストロゲン値の上昇が関与していると考えられています．肝機能障害，膠原病，慢性肺疾患，妊娠の可能性などを否定したら，全身への影響を考えるとホルモン剤は使用しにくいため，漢方薬の出番となります．
　三物黄芩湯㉑は男性向き，温経湯⓴は女性向きといえるでしょう．

三物黄芩湯 ㉑

手足のほてりをとる薬です．冷やす生薬のみで構成されており，一般的に冷え症の人には向きません．

温経湯 ⑯

身体を冷やさずに手足のほてりを改善できる可能性があります．

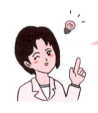

漢方薬がかなり
おすすめです

▶ ひとこと MEMO

　三物黄芩湯㉑は手足のほてりに効く薬です．男性患者さんで，手のほてりばかりか関節痛にまで著効した一方，内服2週間目から呼吸困難や風邪症状を伴わない38度台の熱発を繰り返し，内服を中止したら解熱したケースを経験しました．その後，組成生薬がかぶらない十味敗毒湯❻に変更しましたが，手のほてりは再燃してしまいました．

陰部のかゆみ

★★★★★

ファーストチョイス

効果がないとき

▶ ひとこと MEMO

まずは真菌症や，毛じらみ，ヘルペス等の感染症を除外します．陰部は皮膚が薄いため薬剤の吸収率が高く，湿潤環境で真菌感染なども生じやすいため強いステロイド外用薬や刺激性の強い外用剤は向きません．オイラックスクリーム，マイルドクラスのステロイド軟膏などとともに漢方薬の出番です．

> 漢方薬がけっこう
> おすすめです

八味地黄丸 ❼

下半身のかゆみ，痛み，特に陰部，泌尿器周辺の不調全般に効く薬です．高齢者，やや虚弱な人向きです．EDにも効くことがあります．

or 竜胆瀉肝湯 ㊻

体力がある人の泌尿生殖器のトラブル，尿路感染症の薬です．陰部の湿疹にも効果があります．

猪苓湯 ㊵

体力にかかわりなく，尿路結石症，下痢など，泌尿器，大腸などに効く薬です．陰部のかゆみにも効くことがあります．

その他

▶ ひとこと MEMO

　陰部のかゆみは特に分泌液が減少してくる高齢女性に多く，軽快には時間がかかります．若い女性でも生理用品によるかぶれなど頻度は高く，かなりこじらせてから来院するケースもあります．八味地黄丸❼で陰部のかゆみとともに生理痛も改善した方を経験しました．猪苓湯㊵でステロイド外用薬が不要になった70代の女性も経験しました．

おわりに

　皮膚科疾患で，漢方の出番は相当あると思っています．漢方は保険適用で本当に安価です．また日本で作られている薬剤にて品質は折り紙付きです．保険適用漢方エキス剤は148種類です．そして保険適用漢方塗り薬は紫雲膏❺⓪❶一剤です．そんな漢方薬を困っている患者さんに使ってみましょう，という提案です．漢方薬は生薬の足し算の叡智です．些細な薬効の生薬をまず見つけ出し，そしてそれらを足し合わせて，人体実験を通じて，より効果的な，副作用が少ない薬剤を創り上げました．ですから，漢方を生薬レベルから創り上げるには相当の勉強と精進が必要です．僕たち西洋医は，漢方を作る必要はありません．出来上がった漢方エキス剤から，患者さんに良いものを選べばいいのです．たくさんのワインから，目の前の食事に合う，おいしいワインを選べば良いのです．誰でもできますね．そして毒になるワインは1つもありません．まずいだけです．そんなイメージで使ってください．そして保険適用漢方エキス剤で治らない時は，そしてどうしても漢方でまだトライしたい時は，漢方専門医による煎じ薬の出番になります．

　こんな方法で，漢方の普及啓蒙に努めてきました．いつも，いつも，僕のこんな立ち位置に好意的なサポートをしていただける松田邦夫先生に深謝申し上げます．出版にあたりお世話になった清水翔太様，僕のイラストの高野綾美様，チータム倫代先生のイラストの坂本知樹様に御礼申し上げます．

新見正則

参考文献

新見正則・チータム倫代

1) 松田邦夫, 稲木一元:臨床医のための漢方［基礎編］. カレントテラピー, 1987
2) 大塚敬節:大塚敬節著作集　第 1 巻～第 8 巻 別冊. 春陽堂, 1980-1982
3) 大塚敬節, 矢数道明, 清水藤太郎:漢方診療医典. 南山堂, 1969
4) 大塚敬節:症候による漢方治療の実際. 南山堂, 1963
5) 稲木一元, 松田邦夫:ファーストチョイスの漢方薬. 南山堂, 2006
6) 大塚敬節:漢方の特質. 創元社, 1971
7) 大塚敬節:漢方と民間薬百科. 主婦の友社, 1966
8) 大塚敬節:東洋医学とともに. 創元社, 1960
9) 大塚敬節:漢方ひとすじ:五十年の治療体験から. 日本経済新聞社, 1976
10) 松田邦夫:症例による漢方治療の実際. 創元社, 1992
11) 日本医師会 編:漢方治療の ABC. 日本医師会雑誌臨増 108 (5), 1992
12) 大塚敬節:歌集杏林集. 香蘭詩社, 1940
13) 三潴忠道:はじめての漢方診療十五話. 医学書院, 2005
14) 花輪壽彦:漢方診療のレッスン. 金原出版, 1995
15) 松田邦夫:巻頭言:私の漢方治療. 漢方と最新治療 13 (1):2-4, 世論時報社, 2004
16) 新見正則:本当に明日から使える漢方薬. 新興医学出版社, 2010
17) 新見正則:西洋医がすすめる漢方. 新潮社, 2010
18) 新見正則:プライマリケアのための血管疾患のはなし漢方診療も含めて. メディカルレビュー社, 2010
19) 新見正則:フローチャート漢方薬治療. 新興医学出版社, 2011
20) 新見正則:じゃぁ, 死にますか？　リラックス外来トーク術.

新興医学出版社，2011
21) 新見正則：簡単モダン・カンポウ．新興医学出版社，2011
22) 新見正則：じゃぁ，そろそろ運動しませんか？　新興医学出版社，2011
23) 新見正則：iPhone アプリ「フローチャート漢方薬治療」
24) 新見正則：じゃぁ，そろそろ減量しませんか？　新興医学出版社，2012
25) 新見正則：鉄則モダン・カンポウ．新興医学出版社，2012
26) 松田邦夫・新見正則：西洋医を志す君たちに贈る漢方講義．新興医学出版社，2012
27) 新見正則：実践ちょいたし漢方．日本医事新報 4683(1)，2014
28) 新見正則：症例モダン・カンポウ．新興医学出版社，2012
　　新見正則：飛訳モダン・カンポウ．新興医学出版社，2013
29) 新見正則：患者必読医者の僕がやっとわかったこと．朝日新聞出版，2014
30) 新見正則：フローチャート漢方薬治療 2．新興医学出版社，2014
31) 新見正則：3 秒でわかる漢方ルール．新興医学出版社，2014
32) 新見正則：患者さんのためのフローチャート漢方薬．新興医学出版社，2015
33) 新見正則：実践 3 秒ルール 128 漢方処方分析．新興医学出版社，2016
34) 新見正則：ボケずに元気に 80 歳！―名医が明かすその秘訣．新潮文庫，2017
35) 新見正則：論文からひもとく外科漢方．日本医事新報社，2017
36) 新見正則：メディカルヨガ―誰でもできる基本のポーズ．新興医学出版社，2017
37) 新見正則：フローチャートこども漢方薬―びっくり・おいしい飲ませ方．新興医学出版社，2017
38) 新見正則：フローチャートがん漢方薬―サポート医療・副作用軽減・緩和に．新興医学出版社，2017
39) 新見正則：イグノーベル的バランス思考―極・健康力．新興医学出版社，2017

チータム倫代 ....

1) 大塚藤男：皮膚科学第10版．金芳堂，2016
2) 冨田　靖　監修　他：標準皮膚科学第10版．医学書院，2013
3) 夏秋　勝：虫と皮膚炎．秀潤社，2013
4) 伊藤美千穂，北山　隆監：生薬単．NTS，2008
5) 二宮文乃：皮膚疾患の漢方治療．源草社，2008
6) 寺澤捷年：症例から学ぶ和漢診療学．医学書院，2006
7) 秋葉哲生：活用自在の処方解説．ライフサイエンス，2009
8) 浦部晶夫，島田和幸，川合眞一編：今日の治療薬2017．南江堂，2017
9) 高山宏世編著：腹証図解漢方常用処方解説．東洋学術出版社，2006
10) 日本皮膚科学会円形脱毛症ガイドライン作成委員会：日本皮膚科学会円形脱毛症診療ガイドライン2017年版．日本皮膚科学会雑誌 127：2741-2762，2017
11) 日本皮膚科学会円形脱毛症ガイドライン作成委員会：男性型および女性型脱毛症診療ガイドライン2017年版．127：2763-2777，2017
12) 鈴木民夫，金田眞理，種村　篤，ほか：日本皮膚科学会ガイドライン：尋常性白斑診療ガイドライン．日本皮膚科学会雑誌 122：1725-1740，2012
13) 林　伸和，赤松浩彦，岩月啓氏，ほか：日本皮膚科学会ガイドライン尋常性痤瘡治療ガイドライン2016．日本皮膚科学会雑誌 126：1045-1086，2016
14) Feldman RJ, Maibach HI.: Regional variation in percutaneous penetration of 14C cortisol in man. J Invest Dermatol 48：181-183, 1967

索 引

あ

- 茵蔯蒿湯 ❶㉟ (いんちんこうとう) ……………………………… 25, 123
- 茵蔯五苓散 ⓫⓱ (いんちんごれいさん) ……………………………… 25, 123
- 温経湯 ⓴⓺ (うんけいとう) ………………………… 43, 77, 95, 97, 159
- 温清飲 ❺❼ (うんせいいん) ……… 21, 23, 83, 101, 119, 129, 133, 145
- 越婢加朮湯 ㉘ (えっぴかじゅつとう) ……………………………… 125, 141
- 黄耆建中湯 ⓭⓼ (おうぎけんちゅうとう) ……………………………… 117
- 黄連解毒湯 ❶❺ (おうれんげどくとう)
  ……………………………… 23, 59, 61, 79, 119, 131, 135, 143, 145

か

- 葛根湯 ❶ (かっこんとう) ……………………………… 93, 123, 127
- 加味逍遙散 ㉔ (かみしょうようさん) ……………………………… 111, 147, 155
- 荊芥連翹湯 ㊿ (けいがいれんぎょうとう) ……………………………… 21, 67, 143
- 桂枝加朮附湯 ⓲ (けいしかじゅつぶとう) ……………………………… 103
- 桂枝加竜骨牡蛎湯 ㉖ (けいしかりゅうこつぼれいとう) ……………………………… 125, 153
- 桂枝茯苓丸 ㉕ (けいしぶくりょうがん)
  ……………………………… 27, 37, 53, 99, 113, 121, 133, 135
- 桂枝茯苓丸加薏苡仁 ⓬❺ (けいしぶくりょうがんかよくいにん)
  ……………………………… 29, 65, 85, 143
- 香蘇散 ⓻⓪ (こうそさん) ……………………………… 123
- 牛車腎気丸 ⓰⓺ (ごしゃじんきがん) ……………………………… 131
- 五苓散 ❶❼ (ごれいさん) ……… 53, 59, 63, 73, 87, 89, 91, 125, 141

さ

- 柴胡加竜骨牡蛎湯 ⓬ (さいこかりゅうこつぼれいとう) ……………………………… 153
- 柴苓湯 ⓫⓸ (さいれいとう) ……………… 71, 75, 105, 125, 141, 149
- 三物黄芩湯 ⓬❶ (さんもつおうごんとう) ……………… 43, 79, 81, 143, 159
- 紫雲膏 ❺⓪❶ (しうんこう) ……………… 35, 47, 81, 113
- 四逆散 ㉟ (しぎゃくさん) ……………………………… 137
- 四物湯 ⓻❶ (しもつとう) ……………… 23, 77, 85, 95, 97
- 十全大補湯 ㊽ (じゅうぜんたいほとう) ……………… 83, 147, 153
- 十味敗毒湯 ❻ (じゅうみはいどくとう)
  ……………… 19, 21, 69, 71, 73, 81, 93, 115, 131, 139, 151, 157
- 小建中湯 ⓽⓽ (しょうけんちゅうとう) ……………………………… 87

小柴胡湯 ⑨ (しょうさいことう) ··· 37
消風散 ㉒ (しょうふうさん) ··············· 33, 57, 75, 81, 121, 123, 157
真武湯 ㉚ (しんぶとう) ··· 83, 129
清上防風湯 ㉘ (せいじょうぼうふうとう) ························ 27, 65

た

大柴胡湯 ⑧ (だいさいことう) ································ 37, 123
治頭瘡一方 ㉙ (ぢづそういっぽう) ·························· 39, 65, 117
猪苓湯 ㊵ (ちょれいとう) ·· 161
桃核承気湯 ㊳ (とうかくじょうきとう) ···················· 27, 137, 145
当帰飲子 ㊻ (とうきんし)
 ····················· 31, 53, 83, 101, 119, 127, 131, 145, 153
当帰建中湯 ㉓ (とうきけんちゅうとう) ···················· 111, 133
当帰四逆加呉茱萸生姜湯 ㊳ (とうきしぎゃくかごしゅゆしょうきょうとう)
 ·· 97
当帰芍薬散 ㉓ (とうきしゃくやくさん)
 ···················· 27, 37, 67, 99, 111, 113, 129, 141

は

排膿散及湯 ㉒ (はいのうさんきゅうとう) ·············· 65, 115, 139
八味地黄丸 ⑦ (はちみじおうがん) ································ 161
半夏瀉心湯 ⑭ (はんげしゃしんとう) ······························· 69
半夏白朮天麻湯 ㊲ (はんげびゃくじゅつてんまとう) ············· 155
白虎加人参湯 ㉞ (びゃっこかにんじんとう) ····················· 121
防已黄耆湯 ⑳ (ぼういおうぎとう) ························ 107, 125, 141
補中益気湯 ㊶ (ほちゅうえっきとう) ········· 63, 91, 105, 107, 109

ま

麻黄附子細辛湯 ㉗ (まおうぶしさいしんとう) ·················· 103
麻杏薏甘湯 ㊴ (まきょうよくかんとう) ·························· 81

や

ヨクイニン ··· 63

ら

竜胆瀉肝湯 ㊶ (りゅうたんしゃかんとう) ···················· 41, 161
六味丸 ㊷ (ろくみがん) ·· 131

【著者略歴】

新見　正則　Masanori Niimi, MD, DPhil, FACS

1985 年	慶應義塾大学医学部卒業
1993 年～1998 年	英国オックスフォード大学医学部博士課程留学
	移植免疫学で Doctor of Philosophy（DPhil）取得
1998 年～	帝京大学医学部に勤務
2002 年	帝京大学外科准教授
2013 年	イグノーベル医学賞

専　門

消化器外科，血管外科，移植免疫学，日本東洋医学会指導医・専門医，労働衛生コンサルタント，日本体育協会認定スポーツドクター，セカンドオピニオンのパイオニアとしてテレビ出演多数．
漢方医学は松田邦夫先生（東大 S29 年卒）に学ぶ．

趣　味　トライアスロン，中国語，愛犬ビションフリーゼ

チータム　倫代　Michiyo Cheetham, MD

1988 年	鹿児島大学医学部卒業
1990 年～	鹿児島大学第一外科に勤務
1995 年～	東京大学形成外科に勤務
2011 年～	祖師谷みちクリニック開業

日本外科学会・日本形成外科学会専門医，日本皮膚科学会正会員，日本東洋医学会会員，日本体育協会認定スポーツドクター，東京都交響楽団産業医，日本プライマリケア連合学会認定医

趣　味　社交ダンス，バイオリン

---

3 刷　2021 年 8 月 31 日
第 1 版発行　2018 年 6 月 12 日

ⓒ2018

フローチャート皮膚科漢方薬
いつもの治療にプラスするだけ

（定価はカバーに表示してあります）

イラスト　高野綾美，TOMOKI　　著者　新見正則・チータム倫代

検　印	発行者	林　　　峰 之
省　略	発行所	株式会社 新興医学出版社

〒113-0033　東京都文京区本郷6丁目26番8号
電話　03(3816)2853　　FAX　03(3816)2895

印刷　三報社印刷株式会社　　ISBN978-4-88002-582-7　　郵便振替　00120-8-191625

・本書の複製権・翻訳権・上映権・譲渡権・公衆送信権（送信可能化権を含む）は株式会社新興医学出版社が保有します．
・本書を無断で複製する行為（コピー，スキャン，デジタルデータ化など）は，著作権法上での限られた例外（「私的使用のための複製」など）を除き禁じられています．研究活動，診療を含み業務上使用する目的で上記の行為を行うことは大学，病院，企業などにおける内部的な利用であっても，私的使用には該当せず，違法です．また，私的使用のためであっても，代行業者等の第三者に依頼して上記の行為を行うことは違法となります．
・**JCOPY**〈出版者著作権管理機構　委託出版物〉
本書の無断複製は著作権法上での例外を除き禁じられています．複製される場合は，そのつど事前に，出版者著作権管理機構（電話 03-5244-5088，FAX03-5244-5089，e-mail：info@jcopy.or.jp）の許諾を得てください．